Springer-Lehrbuch

Martina Kahl-Scholz
Hrsg.

Basisdiagnostik in der Inneren Medizin

Perkussion, Auskultation, Palpation

Mit 3 Videos und 26 Hörbeispielen

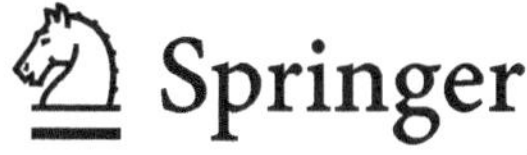

Springer

Herausgeber
Martina Kahl-Scholz
Münster
Deutschland

Elektronisches Zusatzmaterial Die Online-Version für das Buch enthält Zusatzmaterial, das berechtigten Benutzern zur Verfügung steht. Oder laden Sie sich zum Streamen der Videos die „Springer Multimedia App" aus dem iOS- oder Android-App-Store und scannen Sie die Abbildung, die den „Playbutton" enthält.

ISSN 0937-7433
Springer-Lehrbuch
ISBN 978-3-662-56152-2   ISBN 978-3-662-56153-9 (eBook)
https://doi.org/10.1007/978-3-662-56153-9

Die Deutsche Nationalbibliothek verzeichnet diese Publikation in der Deutschen Nationalbibliografie; detaillierte bibliografische Daten sind im Internet über http://dnb.d-nb.de abrufbar.

Umschlaggestaltung: deblik Berlin
Fotonachweis Umschlag: (c) Maksym Yemelyanov, AdobeStock

Springer ist ein Imprint der eingetragenen Gesellschaft Springer-Verlag GmbH, DE und ist ein Teil von Springer Nature.
Die Anschrift der Gesellschaft ist: Heidelberger Platz 3, 14197 Berlin, Germany

Nicht jeder, der tut, was er kann, kann, was er tut. (Gerhard Uhlenbruck, deutscher Mediziner und Aphoristiker)

Vorwort

Auskultation, Perkussion, Palpation sind im wahrsten Sinne des Wortes handwerkliche Fähigkeiten im ärztlichen Alltag, bei denen der Einsatz von Sinnen und Erfahrung zentrale Aspekte darstellen. Alle 3 Untersuchungsformen gehören zur Basisdiagnostik, zu dem, was man als (werdender) Arzt beherrschen können sollte. Aber: Auskultation, Perkussion, Palpation – wer braucht so etwas noch in Zeiten der Sonographie, des Herzechos und der Computertomographie? Eine berechtigte Frage, der man jedoch zwei wichtige Argumente entgegenhalten kann:

Eine fundierte Anamnese gepaart mit einer strukturierten körperlichen Untersuchung führen (auch ohne apparative Diagnostik) mindestens zur Verdachtsdiagnose, wenn nicht sogar zur Hauptdiagnose! Im Hausbesuch oder beim Notarzteinsatz sind wir auf diese Fähigkeiten sogar angewiesen. Außerdem erfordert die demographische Entwicklung hin zum multimorbiden alten Patienten eine möglichst nicht-invasive, weil schonendere Diagnostik – und damit eine Rückkehr zu den Basics.

Mit vielen „Tipps und Tricks" soll dieses Buch Ihnen helfen, erfolgreich und sicher in der praktischen Prüfung ebenso wie später im ärztlichen Alltag auszukultieren, zu perkutieren und palpieren. Hör- und Filmbeispiele ermöglichen, das theoretische Wissen besser in die Praxis zu überführen.

Die beteiligten Autoren der Christophorusklinik Coesfeld, die einen hohen Rang in der Qualität der studentischen Lehre bekleidet, haben hier ihre Expertise vereint, um anschaulich und leicht verständlich die Basisdiagnostik in der Inneren Medizin in einem Buch zu bündeln.

In diesem Sinne: Viel Spaß beim Lesen und Umsetzen!

Martina Kahl-Scholz
Matthias Pinkernell
Thomas J. Hellmann
Michael Gösling
Coesfeld im Dezember 2017

Danksagung

Unser Dank gilt den Mitarbeitern des Springer-Verlages, die dieses Buch erst möglich gemacht haben. Vor allem Frau Rose-Marie Doyon (Projektmanagement) und Frau Dr. Anja Goepfrich (Projektplanung) vielen Dank für die Unterstützung und vielen Hilfestellungen.

Ferner möchten wir Herrn Dr. Kleideiter danken für seinen Beitrag zum Thema Kinderkardiologie und der Medienabteilung der Christophoruskliniken Coesfeld, allen voran Frau Caroline Böker.

Inhaltsverzeichnis

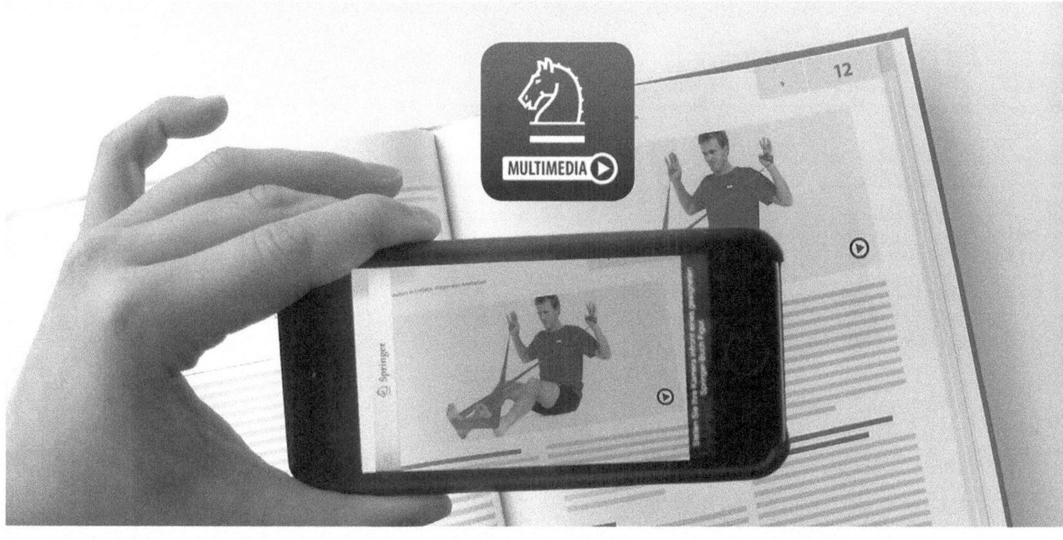

Die Springer Multimedia App

Videos und mehr mit einem „Klick" kostenlos auf's Smartphone und Tablet

- Zu diesem Buch gibt es Zusatzmaterial online, das Sie mit der Springer Multimedia App erleben können.*

- Achten Sie dafür im Buch auf Abbildungen, die mit dem Play Button ⊙ markiert sind.

- Springer Multimedia App aus einem der App Stores (Apple oder Google) laden und öffnen.

- Smartphone auf die Abbildungen mit dem Play Button ⊙ halten und los geht's

Kostenlos zum Download!

* Hinweis: Bei den über die App angebotenen Zusatzmaterialien handelt es sich um digitales Anschauungsmaterial und sonstige Informationen, die die Inhalte dieses Buches ergänzen. Zum Zeitpunkt der Veröffentlichung des Buches waren sämtliche Zusatzmaterialien über die App abrufbar. Da die Zusatzmaterialien jedoch nicht ausschließlich über verlagseigene Server bereitgestellt werden, sondern zum Teil auch Verweise auf von Dritten bereitgestellte Inhalte aufgenommen wurden, kann nicht ausgeschlossen werden, dass einzelne Zusatzmaterialien zu einem späteren Zeitpunkt nicht mehr oder nicht mehr in der ursprünglichen Form abrufbar sind.

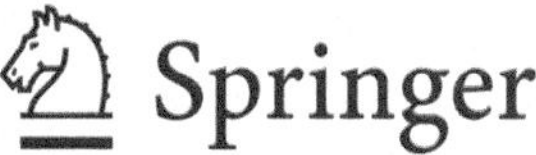

Autorenverzeichnis

Dr. med. Michael Gösling
Leitender Oberarzt Medizinische Klinik
3 Geriatrie
Christophorus-Kliniken Nottuln
Hagenstrasse 35
48301 Nottuln

Dr. Thomas J. Hellmann
Oberarzt, Facharzt für Innere
Medizin, Kardiologie, Notfallmedizin
Intensivmedizin, Chirotherapie, Leitender
Notarzt Kreis Coesfeld
Südring 41
48653 Coesfeld

**Dr. med. Dipl. Päd. Martina
Kahl-Scholz**
Lektorin, Autorin und Dozentin
Münster
Westfalen

Dr. med. Matthias Pinkernell
Oberarzt Gastroenterologie, Hepatologie
(DGVS)
Südring 41
48653 Coesfeld

Die Herausgeberin

Frau Dr. Kahl-Scholz ist Ärztin und Diplom-Pädagogin. Sie arbeitet als Lektorin, Autorin und Dozentin und hat schon mehrere Bücher im Bereich der Lehre veröffentlicht. Die Idee zu diesem Buch entstand schon während ihres Studiums und reifte während ihrer Tätigkeit in der Kardiologie weiter heran. Ohne die praktische Erfahrung und Expertise von Michael Goesling, Thomas Hellmann und Matthias Pinkernell wäre die Umsetzung jedoch nicht möglich gewesen.

Übersicht Videos und Hörbeispiel

Einleitung

Martina Kahl-Scholz und Michael Gösling

© Springer-Verlag GmbH Deutschland, ein Teil von Springer Nature 2018
M. Kahl-Scholz (Hrsg.), *Basisdiagnostik in der Inneren Medizin*, Springer-Lehrbuch,
https://doi.org/10.1007/978-3-662-56153-9_1

Perkussion, Palpation und Auskultation: das sind im wahrsten Sinne wesentliche Teile des Handwerks in der medizinischen Diagnostik, die aber leider – und zum Teil zu Unrecht – immer mehr von der Gerätemedizin verdrängt werden. Nach wie vor ist es aber sinnreich und für weitere therapeutische Schritte richtungsweisend, über diese diagnostischen Wege einen konkreten Verdacht zu ermitteln – und häufig, wie beim multimorbiden Patient etwa, auch der sanftere Weg. Zudem wird in praktischen Prüfungen häufig gefordert, sich wesentliche Pathologien zu erhören, zu erklopfen oder zu ertasten. Dieses Buch soll Ihnen dabei helfen, die wichtigsten Schritte dorthin einfach und leicht verständlich zu erlernen.

> **Eine fundierte Anamnese gepaart mit einer strukturierten körperlichen Untersuchung führen (auch ohne apparative Diagnostik) mindestens zur Verdachtsdiagnose, wenn nicht sogar zur Hauptdiagnose!**

1.1   Allgemeines zur körperlichen Untersuchung

Zu den wesentlichen 5 Säulen der körperlichen Untersuchung gehören neben der Inspektion und der Funktionsuntersuchung auch die Perkussion, Palpation und Auskultation. Hierfür ist es sinnreich, sich selbst einen „Abfolgeplan" im Kopf zurechtzulegen, nach dem man die körperliche Untersuchung (und generell die Anamnese des Patienten) vornimmt (und die nicht zwangsläufig der Reihenfolge im Anamnesebogen entsprechen muss), also z. B.:

- Kopf/Hals
- Lunge
- Herz
- Abdomen
- Leiste
- Obere Extremitäten
- Untere Extremitäten

Angelehnt an die o. g. Reihenfolge gibt ◘ Tab. 1.1 eine Übersicht darüber, was überhaupt am Körper mittels Palpation, Auskultation und Perkussion untersucht werden kann oder sollte.

Eine körperliche Untersuchung bedeutet immer einen Eingriff in die Intimsphäre des Patienten und sollte daher mit Bedacht und in einer möglichst angenehmen Atmosphäre stattfinden (sollten sie also in Eile sein, darf das der Patient möglichst nicht fühlen).

Tipps und Tricks

Bevor Sie den Patienten bitten, den Ober- oder Unterkörper freizumachen, achten Sie in Untersuchungszimmern mit Fenster darauf, dass keine Möglichkeit besteht, von außen in die Zimmer blicken zu können.

◘ Tab. 1.1 Organe/Strukturen, die mittels Palpation, Perkussion und Auskultation untersucht werden

Organ/Struktur	Palpation	Auskultation	Perkussion
Kopf	Schädeldecke/ Gesichtsschädel/ Lymphknoten		Auf Schmerzhaftigkeit
Hals	Lymphknoten, Schilddrüse	A. carotis, ggf. Strömungsgeräusche	
Lunge	Stimmfrenitus	Physiologische/ pathologische Atemgeräusche	Lungengrenzen, Erguss etc.
Herz	Herzspitzenstoß	Physiologische/ pathologische Herztöne/-geräusche	
Abdomen	Akutes Abdomen, Schmerzhaftigkeit, Resistenzen	Physiologische/ pathologische Darmgeräusche	Lebergrenze, luftgefüllte Hohlräume etc.
Leiste	Puls, Lymphknoten	Ggf. Strömungsgeräusche A. femoralis	
Obere Extremität	Puls, Schmerzhaftigkeit		
Untere Extremität	Puls, Schmerzhaftigkeit		

Informieren Sie den Patienten über Ihre nächsten Schritte („Ich höre jetzt Ihr Herz ab/ werde Ihren Bauch untersuchen/werde auf den Rücken klopfen, um die Lunge zu untersuchen"), damit er sich darauf einstellen kann und ihm die Angst etwas genommen wird.

Tipps und Tricks

In den kälteren Jahreszeiten ist es ratsam, sowohl die Hände als auch das Stethoskop vor der Untersuchung anzuwärmen.

1.2 Perkussion

Die Perkussion (lat. percussio=„Schlagen", „Takt"), also das Abklopfen der Körperoberfläche mit diagnostischem Ziel, wurde 1761 das erste Mal von Joseph Leopold von Auenbrugger (1722–1809) beschrieben. Damals klopfte man noch mit vier Fingern einer Hand direkt das Organ ab, heute verwendet man einen Finger (i. d. R. den Mittelfinger) und klopft mit dem Finger der anderen Hand darauf, um unterschiedliche Schallqualitäten wahrzunehmen.

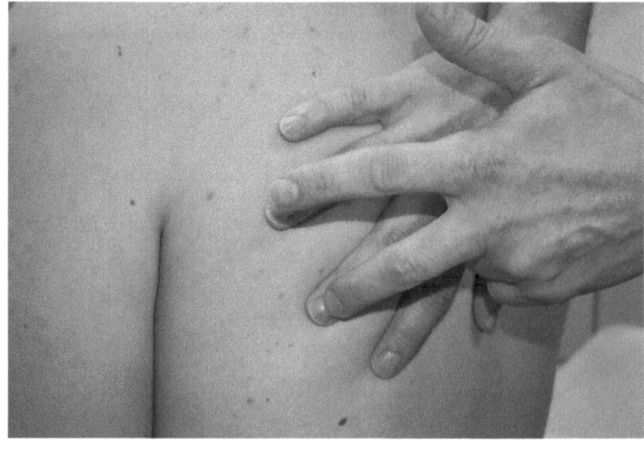

Abb. 1.1 Fingerhaltung bei der Perkussion zur Vermeidung von Schalldämpfung (hier im oberen dorsalen Bereich der linken Thoraxhälfte bei angelegtem Arm)

Tab. 1.2 Schallqualitäten bei der Perkussion

Schallqualität	Beschreibung
Gedämpft	Leise und gedämpft bei z. B. vermehrter Flüssigkeitsansammlung im Rahmen der Aszites oder eines Pleuraergusses
Tympanisch	Hohler, klingender Ton bei mit Luft gefüllten Organräumen wie z. B. einer luftgefüllten Darmschlinge
Sonor	Hohler Ton bei größeren luftgefüllten Räumen wie etwa der Lunge
Hypersonor	Sehr lauter und hohler Ton bei z. B. Pneumothorax

Tipps und Tricks

Der aufgelegte Finger (auch Plessimeterfinger genannt) sollte dabei möglichst frei stehen, die anderen Finger müssen also so weit wie möglich abgespreizt werden (**Abb. 1.1**), um den Schall nicht zu dämpfen.

Man unterscheidet bei der Perkussion verschiedene Schallqualitäten, die in **Tab. 1.2** wiedergegeben sind.

1.3   Auskultation

Die Auskultation (lat. auscultare = zuhören, abhorchen) wurde zu Beginn (in der Antike) durch Auflegen des Ohres, später dann mittels eines Hörrohres (entwickelt in den frühen Jahren des 19. Jahrhunderts durch den französischen Arzt René Laënnec) durchgeführt. Diese frühe Form des Stethoskops (von griech. Stethos=Brust und scopein=betrachten) wurde dann durch die akustischen Stethoskope, wie man sie heute benutzt, abgelöst. Mittlerweile gibt es auch von einigen Anbietern sog. elektronische Stethoskope, die den Schall

◘ Tab. 1.3 Auskultationsbefund

	Physiologisch	Pathologisch
Lunge (▶ Kap. 3)	Vesikuläres Atemgeräusch	Bronchiales, amphorisches Atemgeräusch Rasseln/Reiben
Herz (▶ Kap. 2)	Herztöne (Klappenschluss und -öffnung, Dehnungston, Füllung, etc.) Funktionelle/akzidentelle Herzgeräusche (Hyperzirkulation bei besonderer Belastung, …)	Pathologische Herzgeräusche (wie z. B. bei Klappen- und Septumsdefekten, veränderter Viskosität/Strömung des Blutes)
Bauch (▶ Kap. 4)	Etwa alle 10 Sek. auftretende Geräusche, die an Glucksen oder leises Knarren erinnern (und keine Symptomatik mit sich bringen)	Sehr laute (Borborygmi) Darmgeräusche als Hinweis auf eine Enteritis o. Ä. Metallisch klingende Geräusche (V. a. Ileus) „Grabesstille" bei Paralyse
Gefäße (▶ Kap. 2)		Strömungsgeräusche bei Stenosen Fortleitung bestimmter Hörphänomene (z. B. vom Herz in die Karotiden)

elektronisch verstärken, verschiedene Töne hervorheben und Störgeräusche eliminieren sollen. Auch Aufnahmen (wie die Hörbeispiele in diesem Buch) sind mit solchen Stethoskopen möglich.

◘ Tab. 1.3 gibt ein paar Beispiele zu physiologischen und pathologischen Auskultationsbefunde.

1.3.1 **Stethoskopaufbau**

Das akustische Stethoskop besteht aus dem Bruststück, dem Schlauch und den Ohrbügeln mit den Ohroliven. Im Bruststück befindet sich die **Membran**, die durch akustische Wellen in Schwingung versetzt wird. In der **Trichter-Seite** des Bruststücks befindet sich i. d. R. keine Membran. Diese Seite eignet sich für das Abhören von tiefen Frequenzen (Kardiologie). Es gibt auch Stethoskope, die lediglich über eine Membran verfügen (sog. „Flachkopf-Stethoskope", solche mit Trichter und Membran werden auch als „Doppelkopf-Stethoskope" bezeichnet).

Beim **Schlauchsystem** gibt es solche mit einem Lumen und solche, die zweilumig sind.

- Der **Monoschlauch** ist einlumig, bei dem beide Ohren mit den Tönen aus dem gleichen Schlauch beschallt werden. Diesen Schlauch erkennt man an der typischen **Y-Form** beim Übergang zu den Ohrbügeln.
- **Doppelschlauch-Stethoskope** besitzen zwei parallel verlaufenden Einzelschläuche, welche jeweils ein Ohr beschallen. Hierdurch soll eine bessere Wahrnehmung der Geräusche möglich sein.

- Der **Dual-Lumen-Schlauch** ist eine andere, neue Variante des Doppelschlauches. Hier besteht der Schlauch aus nur einem Schenkel, welcher aber in der Mitte durch eine „Trennwand" geteilt ist. Somit werden die Ohren von unterschiedlichen Kanälen beschallt, welche aber in einem Schlauch vereint sind. Dies hat den Vorteil, dass Reibgeräusche zwischen zwei separaten Schenkeln ausgeschlossen sind.

Die **Ohrbügel** eines Stethoskops werden durch einen Federbügel verbunden, durch den die Ohroliven in die Gehörgänge oder hinter dem Hals zusammengedrückt werden. Je nach Modell und Qualität kann die Position der Ohrbügel unterschiedlich stark variiert werden.

Die **Ohroliven** sollten angenehm zu tragen sein. Idealerweise bestehen die Ohroliven aus einem weichen Material, das sich der Ohrform anpasst und eine maximale Abschirmung gewährleistet.

1.3.2 Umgang mit dem Stethoskop

Das Stethoskop sollte direkt auf nackter Haut verwendet werden. Zum Auskultieren wird das Bruststück des Stethoskops mit leichtem Druck aufgesetzt (es gibt mittlerweile auch Modelle, die über eine Dual-Frequency-Technologie ermöglichen, dass durch unterschiedlichen Druck beim Aufsetzen auch entsprechend hohe oder tiefe Frequenzen hörbar gemacht werden).

Viele Stethoskope verfügen über einen Trichter und eine Membran (flache Seite). Generell wird die Membran verwendet, um höhere Frequenzen (Atmung) zu detektieren, der Trichter eignet sich für verschiedene Herztöne (s. o.). Ist die Membran geöffnet, ist der Trichter geschlossen und umgekehrt.

> **Tipps und Tricks**
>
> Wenn Sie gerade mit dem Patienten im Gespräch waren, bitten Sie ihn für die Zeit der Auskultation um eine kurze Gesprächspause.

- **Allgemeine Hinweise zur Pflege (nach Herstellern wie Littmann)**
  - Das Stethoskop sollte möglichst mit 70 %-iger Alkohollösung (oder mildem Seifenwasser) desinfiziert und von Flüssigkeiten ansonsten ferngehalten werden.
  - Das Stethoskop sollte vor starker Hitze oder Kälte geschützt sein.
  - Bei der Reinigung sollten die Ohroliven abgenommen und separat gereinigt werden.
  - Es sollte möglichst nicht auf der Haut, sondern über dem Kittel/der Kleidung getragen werden, damit der Schlauch nicht mit der Zeit hart wird.

- **Allgemeines zur Auskultation**

Kardiale Auskultation (▶ Kap. 2) Wichtig für die Auskultation des Herzens und die Beurteilung von Herztönen und Herzgeräuschen sind fünf Punkte im Thoraxbereich:
- 2. ICR rechts parasternal: Aortenklappe
- 2. ICR links parasternal: Pulmonalklappe

- 3. ICR links parasternal: Erb-Punkt
- 4. ICR rechts parasternal: Trikuspidalklappe
- 5. ICR links medioklavikulär: Bikuspidalklappe

> **Merke: Anton Pullmann trinkt Bier um 22:45 und erbricht um 3:00.**

Herzgeräusche können des Weiteren nach der Art des Geräusches unterteilt werden. Lauter werdende Geräusche werden als crescendo bezeichnet, leiser werdende Geräusche als decrescendo. Daneben gibt es noch bandförmige Geräusche, die gleichbleibend laut sind, und spindelförmige Geräusche, die zuerst lauter, dann wieder leiser werden.

Pulmonale Auskultation (▶ Kap. 3) Die Auskultation erfolgt beim sitzenden Patienten am Rücken. Wenn der Patient nicht mobilisiert werden kann, erfolgt die Auskultation hilfsweise in der Seitenlage. Das Stethoskop sollte dabei möglichst Hautkontakt haben, damit ein eventuell dazwischenliegender Stoff die Übertragungsqualität nicht stört (Knistern etc.). Der Patient sollte bei der Untersuchung langsam und tief durch den geöffneten Mund ein- und ausatmen. Währenddessen sollte (immer im Seitenvergleich!) die Lunge von oben nach unten abgehört werden.

Abdominelle Auskultation Die physiologische Peristaltik reicht von spärlichen, auch glucksenden Geräuschen bis hin zu lebhafter, meteoristischer Peristaltik. Darmgeräusche werden dann z. B. pathologisch, wenn in der frühen Phase des mechanischen Ileus der Chymus mit kräftiger Peristaltik durch ein Passagehindernis, z. B. eine Bride, gezwängt wird. Es entsteht eine hochfrequente, „klingende" Peristaltik.

1.4 Palpation

Durch die Palpation (vom lateinischen palpare=streicheln) untersucht man den Patienten mittels Ertasten. Diese Untersuchungstechnik wird vor allem eingesetzt, um Organbeschaffenheit und -veränderung zu detektieren.

Zu den palpablen Bereichen am Körper gehören vor allem:
- Aorta, Arterien (Puls)
- Leber (Konsistenz, Grenzen, Größe, …)
- Milz (sollte nicht tastbar sein)
- Abdomen (Abwehrspannung, Schmerzen, Resistenzen, …)
- Brust (knotige Veränderungen, Einziehungen, Druckschmerz, …)
- Uterus (Größe, Lage, …)
- Hoden (Schmerzhaftigkeit, Schwellung, ödematöse Veränderungen, …)
- Prostata (Größe, Konsistenz, …)
- Kopf/Hals: Augapfel, Speicheldrüse, Schilddrüse, …
- Sehnen, Muskeln und Gelenke

Fallbeispiel
Eine 28-jährige Patientin wird vom Rettungsdienst zur Notaufnahme gebracht, da sie seit ca. 30 min erhebliche Luftnot und thorakale Beklemmung sowie abdominelle Schmerzen beklagt. Zuvor sei nie Vergleichbares vorgekommen. Sie zeigt sich erheblich agitiert, unruhig

und bittet um rasche Hilfe. Die begleitende Freundin berichtet von einem Beziehungskonflikt seit ein paar Tagen. Vorerkrankungen und eine regelmäßige Medikation werden verneint.

Die Vitalparameter zeigen einen RR von 124/70 mmHg, eine regelmäßige Tachykardie von 122/min sowie eine O_2-Sättigung von 99 %. Die Atemfrequenz ist mit 42/min. deutlich beschleunigt. In der körperlichen Untersuchung zeigt sich das **Herz** mit **regelrechten tachykarden Herztönen**, in der **Auskultation** der **Lunge** beidseits **unauffällige Atemgeräusche ohne Spastik oder Rasselgeräusche**. Das **Abdomen** ist **weich**, ein eindeutiger Druckschmerz lässt sich nicht auslösen. Die **Darmgeräusche** sind **physiologisch**. Aufgrund des unauffälligen Untersuchungsstatus und des klinischen Bildes wird eine Hyperventilation vermutet, die sich in der Blutgasanalyse mit deutlicher Hypokapnie und respiratorischer Alkalose auch bestätigt. Durch Rückatmung, beruhigendem Gespräch und doch im kurzfristigen Verlauf notwendiger Gabe von 1 mg Lorazepam sublingual sind die Beschwerden nach wenigen Minuten komplett rückläufig. Eine weitere Diagnostik ist nicht erforderlich. Nach weiterer 2-h-Überwachung ohne erneute Beschwerden wird die Patientin nach Aufklärung über Verhaltensregeln mit ggf. häuslicher Rückatmung entlassen.

> Auffällig ist im Fallbeispiel der klinische Befund einer subjektiv extrem stark erlebten Dyspnoe, jedoch unauffälliger O_2-Sättigung und beidseits seitengleich belüfteten Lungen mit unauffälligem Atemgeräusch ohne Bronchospastik. Wie sich hier zeigt, ist die apparative Diagnostik nicht immer notwendig, auch die reine Anamnese und klinische Untersuchung kann zielführend sein!

1.5   Allgemeines zur Untersuchung pädiatrischer Patienten

Für Kinder ist eine Untersuchung meist mit wesentlich mehr Ängsten verbunden als bei Erwachsenen. Zudem spielt es eine wesentliche Rolle, einen guten Kontakt zu den Eltern aufzubauen, da gerade bei kleineren Kindern die Verbindung (meist zur Mutter) sehr eng ist. Haben die Eltern Angst, potenziert sich diese beim Kind.

Tipps und Tricks

Gehen Sie auf die Bedenken der Eltern ein und versuchen Sie, auch diesen die Angst zu nehmen, damit die Eltern ebenfalls beruhigend auf das Kind einwirken können und eine Untersuchung für alle Beteiligten einfacher wird.

> Mehr als bei Erwachsenen noch ist es wichtig, dass Sie einfach verständlich, möglichst spielerisch dem Kind erklären, was Sie machen und nicht einfach „stumm drauflos untersuchen".

Zu weiteren Besonderheiten siehe entsprechende Abschnitte in den ► Kap. 2, 3 und 4.

1.6 Allgemeines zur Untersuchung geriatrischer Patienten

In Anamnese und klinischer Untersuchung chronisch multimorbider Patienten stehen einem hohen Aufwand zur Aufarbeitung jahrzehntelanger Vorgeschichten und vielfältiger körperlicher Auffälligkeiten oft nur wenige und meist vage formulierte akute Beschwerden gegenüber. Das liegt einerseits daran, dass geriatrische Patienten aufgrund chronischer Einschränkungen z. B. des Bewegungsapparates zu stärkeren Belastungen wie z. B. Treppensteigen oft nicht mehr in der Lage sind und deshalb belastungsabhängige Beschwerden z. B. einer linksventrikulären Dysfunktion oder einer höhergradigen Aortenklappenstenose auch nicht auftreten. Andererseits werden im hohen Alter körperliche Beschwerden oft auch als altersbedingt akzeptiert und durch Vermeidung von Anforderungen oder durch Inanspruchnahme von Unterstützung ausgeglichen.

Für Patient und Angehörige stehen als nicht mehr tolerable „Symptome" häufig eher der Verlust von Funktionalität im Vordergrund und nicht selten erfolgen Einweisungen in die stationäre Behandlung ganz unspezifisch aufgrund einer „Allgemeinzustandsverschlechterung" oder gar aus sog. „sozialer Indikation". (Trotzdem können asymptomatische, auf niedrigem Belastungsniveau zuvor kompensierte Funktionseinschränkungen unter zusätzlichen Belastungen, wie z. B. durch medizinische Interventionen, dekompensieren und zu einer Kette von Folgekomplikationen führen.)

In der Anamnese ist es deshalb meist hilfreich, nach aktuellen Veränderungen zu fragen und die unveränderten, seit langem bestehenden Beschwerden hintenan zu stellen. Dabei kann dann auch ein aktueller Verlust der Selbsthilfefähigkeit ein krankheitsassoziiertes Symptom sein, wenn auch ein unspezifisches. Die körperliche Untersuchung wird deshalb umso wichtiger und oft werden spezifische Beschwerden erstmalig erst während der körperlichen Untersuchung angegeben oder können bei kognitiv eingeschränkten Patienten durch Beobachtung von z. B. des Gesichtsausdrucks erkannt werden.

Verschlechterungen von Selbsthilfefähigkeit und Eigenmobilität während einer akuten Erkrankung halten außerdem oft lange über die eigentliche Erkrankung hinaus an oder bleiben irreversibel. Weil Selbsthilfefähigkeit und Eigenmobilität aber meist entscheidend für die Rückkehr in die bisherige Selbstständigkeit sind, gehören sie zur geriatrischen Patientenuntersuchung unbedingt dazu. Zur Selbsthilfefähigkeit vor der akuten Erkrankung können neben dem Patienten oft die Angehörigen Angaben machen, zur aktuellen Entwicklung der Selbsthilfefähigkeit auch das Pflegepersonal.

> ▪▪ **Zu weiteren Besonderheiten siehe entsprechende Abschnitte in den ▶ Kap. 2, 3 und** 4.

Kardiologie

Thomas J. Hellmann, Martina Kahl-Scholz und Michael Gösling

Elektronisches Zusatzmaterial Die Online-Version für das Kapitel (https://doi.org/10.1007/978-3-662-56153-9_2) enthält Zusatzmaterial, das berechtigten Benutzern zur Verfügung steht. Oder laden Sie sich zum Streamen der Videos die „Springer Multimedia App" aus dem iOS- oder Android-App-Store und scannen Sie die Abbildung, die den „Playbutton" enthält.

© Springer-Verlag GmbH Deutschland, ein Teil von Springer Nature 2018
M. Kahl-Scholz (Hrsg.), *Basisdiagnostik in der Inneren Medizin*, Springer-Lehrbuch,
https://doi.org/10.1007/978-3-662-56153-9_2

Dieses Kapitel behandelt die wichtigsten diagnostischen Möglichkeiten, die man im Bereich der Kardiologie mittels Auskultation und Perkussion hat, und gibt klinisch-praktische Beispiele sowie Hilfen für die Umsetzung. Ferner wird durch die Vertiefung der Pathologien (Welche Begleitsymptome können auftreten? An welche Differenzialdiagnosen sollte gedacht werden?) der ganzheitlich-medizinische Blick geschult. Bei der Feststellung von Herzklappenfehlern ist die Auskultation der erste und wichtigste diagnostische Schritt. Man kann zwischen Stenosen und Insuffizienzen der Klappen unterscheiden. Allerdings ist es auch möglich Shuntvitien oder Herzreiben auszukultieren.

2.1   Perkussion

Bei der Perkussion des Brustkorbes tritt eine Dämpfung des Klopfschalles über dem Herzen auf. Damit ist es möglich, die Herzgrenzen durch Perkussion darzustellen. So kann der Untersucher Rückschlüsse auf die Größe und Lage des Herzens schließen.

Durch die Überlagerung der Lunge wird eine absolute Herzdämpfung und eine relative Herzdämpfung bei der Perkussion unterschieden. Bei der **absoluten Herzdämpfung** befindet sich kein Lungengewebe zwischen dem Herzen und der Perkussionsstelle. Sobald sich Lungengewebe zwischen dem Herzen und der Perkussionsstelle befindet, wird der Perkussionston heller und es handelt sich um eine **relative Herzdämpfung**.

In der Klinik ist die Perkussion der Echokardiographie unterlegen, sodass sie nicht mehr im Vordergrund steht. Anders ist es in der Arztpraxis, wo nicht immer ein Ultraschallgerät zur Verfügung steht, oder im Notfalldienst.

2.2   Auskultation

Für die Auskultation ist es wichtig, dass die Umgebungsgeräusche reduziert werden. Man sollte sich für die Auskultation Zeit nehmen. Außerdem ist es ratsam, den Patienten in eine **Oberkörperhochlagerung** (30°) zu bringen. Da Herzgeräusche durch Atemüberlagerungen schwieriger zu beurteilen sind, ist es wichtig, in **Atemruhelage** auszukultieren.

> ▶ **Wichtige Voraussetzungen für eine gute kardiologische Auskultation: Umgebungsgeräusche reduzieren, Oberkörperhochlagerung bei 30 Grad, Atemruhelage.**

Für eine Atemruhelage wird der Patient gebeten, am Ende der Exspirationsphase den Atem anzuhalten. Das ist angenehmer als in der Inspirationsphase.

Wichtig und hilfreich ist es, für sich selbst vorab ein festes **Schema** zu überlegen, anhand dem man die Auskultation am Herzen vornehmen möchte. Eine Möglichkeit ist z. B. (◻ Abb. 2.1):
1. Aortenklappe (2. ICR parasternal rechts)
2. Pulmonalklappe (2. ICR parasternal links)
3. Trikuspidalklappe (4. ICR parasternal rechts)
4. Mitralklappe (5. ICR links in Höhe der Medioklavikularlinie)
5. Erbscher Punkt (3. ICR parasternal links)

◘ Abb. 2.1 Video 2.1: Mögliche Abfolge bei der Auskultation des Herzens (https://doi.org/10.1007/000-0f1)

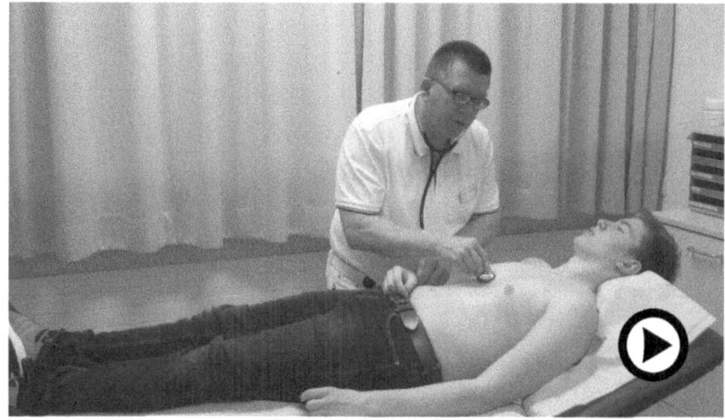

> Merkspruch: Anton Pulmonalis trinkt Milch um 22:45 Uhr und Erbricht um 03:00 Uhr.

Tipps und Tricks

Die Aortenklappe kann besonders gut im Sitzen auskultiert werden. Für die Mitralklappenauskultation ist eine Linksseitenlage sinnvoll.

Es sollten alle 5 Auskultationspunkte wie oben beschrieben nacheinander abgehört werden, damit eine Zuordnung der Geräusche der Herzklappen besser möglich ist.

> Am Erb-Punkt sind alle Klappen ungefähr gleich laut.

Am Herzen lassen sich Herztöne auskultieren (physiologisch) und ggf. Herzgeräusche detektieren (pathologisch).

2.2.1 Herztöne

Herztöne sind durch die physiologische Herzaktion entstehende Töne, die durch die Auskultation hörbar sind (◘ Abb. 2.4). Sie sind physiologisch und stehen damit im Gegensatz zu den pathologischen Herzgeräuschen.

Bei den Herztönen lassen sich 4 Herztöne differenzieren.

▪ 1. Herzton

Der 1. Herzton entsteht dadurch, dass sich die Kammermuskulatur beim Verschluss der Atrioventrikularklappen um das inkompressible Blut kontrahiert (**Muskelanspannungston**). Der 1. Herzton ist dumpf und zum Zeitpunkt der R-Zacke zu hören (◘ Abb. 2.2). Eine Spaltung des 1. Herztones ist meistens funktionell, kommt aber bei pulmonaler Hypertonie (Drucksteigerung im Lungenkreislauf) und Rechtsschenkelblock (unterschiedlicher Erregung der Ventrikel) vor. Sein **Punctum maximum** liegt über dem **Erb-Punkt** und der **Herzspitze**.

▪ 2. Herzton

Der 2. Herzton entsteht durch die Vibration der Blutsäule in den Gefäßen unmittelbar nach dem Verschluss der Aorta- und Pulmonalisklappe (**Klappenschlusston**). Er ist heller, lauter und kürzer als der 1. Herzton. Wenn man den 2. Herzton (Klappenschlusston) auf das EKG projiziert (◘ Abb. 2.2, ◘ Abb. 2.3), ist er nach der T-Welle zu hören. Der 2. Herzton ist physiologischerweise in eine aortale und eine pulmonale Komponente gespalten. Dabei

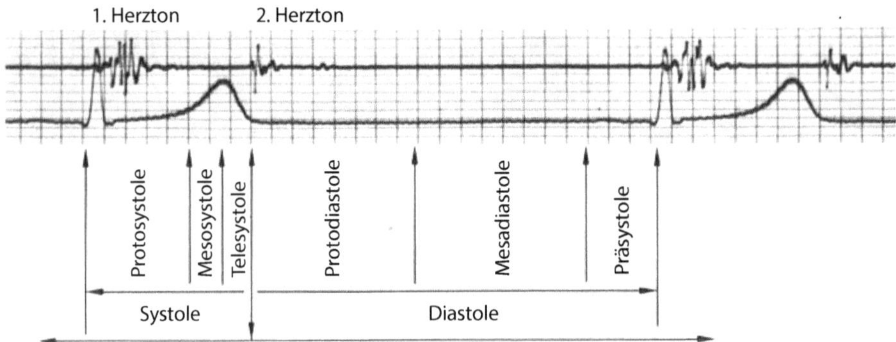

◘ **Abb. 2.2**   Zeitliche Aufteilung der Herzaktionsphase. (Aus Schmidt-Voigt 1982)

◘ **Abb. 2.3**   Normale Herztöne im Erwachsenenalter. (Aus Schmidt-Voigt 1982)

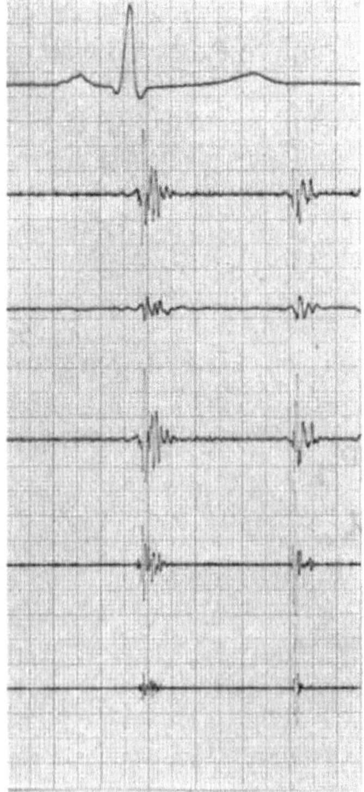

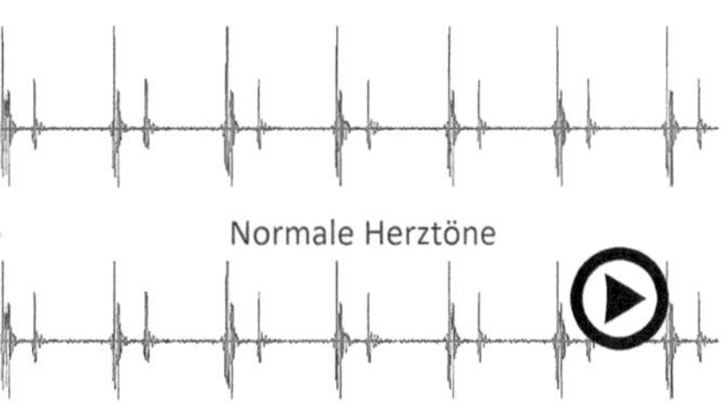

◘ Abb. 2.4 Hörbeispiel 2.4: Herz normal (https://doi.org/10.1007/000-ew)

liegt der aortale meist vor dem pulmonalen Klappenschlusston, da die Aortenklappe aufgrund der höheren Druckverhältnisse vor der Pulmonalklappe schließt. Der 2. Herzton hat sein **Punctum maximum** über der **Herzbasis** und dem **Erb-Punkt**.

> **Der Abstand zwischen dem 1. und 2. Herzton (Systole) ist kürzer als der Abstand zwischen dem 2. und 1. Herzton (Diastole).**

Bei der körperlichen Untersuchung ist es sinnvoll, mit der Auskultation der Herztöne auch den Puls der A. radialis zu tasten. Dadurch kann man den 1. Herzton vom 2. Herzton unterscheiden. Der 1. Herzton ist der Ton, den man gleichzeitig zum ertasteten Puls hören kann.

- **3. und 4. Herzton**

In der Phonokardiographie (◘ Abb. 2.5) lassen sich noch ein 3. und ein 4. Herzton differenzieren. Bei Kindern und Jugendlichen sind diese beiden Herztöne i. d. R. physiologisch. Beim gesunden Erwachsenen sind die beiden Herztöne nicht hörbar.

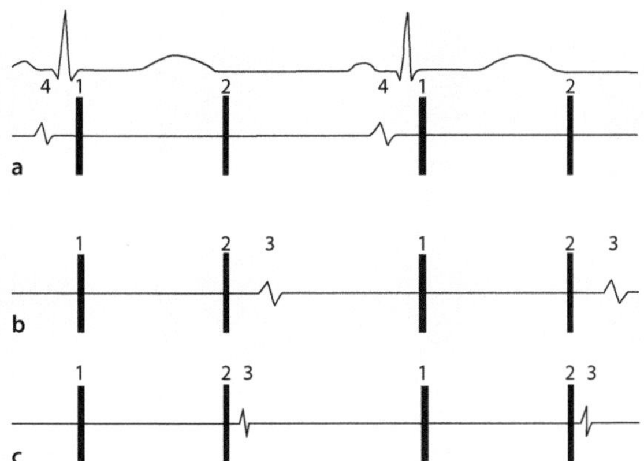

◘ Abb. 2.5a-c **a** Der 4. Herzton (Vorhofton, Vorhofgalopp) tritt als tieffrequenter, präsystolischer Vorschlag vor dem 1. Herzton auf. **b** Der 3. Herzton als tieffrequenter Füllungston in der frühen Diastole ist physiologisch bei Kindern und jungen Erwachsenen. Im mittleren und höheren Lebensalter ist er Ausdruck einer Herzinsuffizienz oder ventrikularen Volumenbelastung und wird dann auch ventrikularer Galopp oder protodiastolischer Galopp genannt. **c** Eine besondere Form des 3. Herztons ist der frühdiastolische Extraton bei der konstriktiven Perikarditis (Aus Röhl 1984)

3. Herzton (◉ Abb. 2.6)   Der 3. Herzton wird bei der diastolischen Ventrikelfüllung erzeugt und entsteht durch das Auftreffen des Blutstrahles auf die gedehnte oder versteifte Ventrikelwand. Er ist bei älteren Patienten immer pathologisch und ein Hinweis für z. B. eine Mitralklappeninsuffizienz. Sein **Punctum maximum** liegt über der **Herzspitze**.

4. Herzton (◉ Abb. 2.7)   Der 4. Herzton entsteht durch die verstärkte Vorhofkontraktion bei erschwerter Ventrikelfüllung und ist somit immer pathologisch. Er ist Ausdruck einer verminderten Ventrikeldehnbarkeit und kann ein Hinweis für eine arterielle Hypertonie, linksventrikuläre Hypertrophie und einer Aortenstenose sein. Am besten ist der 4. Herzton über der **Herzspitze** oder über dem **4. ICR links** zu hören. Er wird auch oft als **Ton-Galopp** oder **Vorhofton** bezeichnet.

Einen Überblick über die Herztöne gibt ◉ Tab. 2.1

Zur Laustärke je nach punctum maximum siehe auch ◉ Abb. 2.8.

2.2.2 Herzgeräusche

Als Herzgeräusche bezeichnet man **pathologische Geräusche**, die am und im Herzen entstehen. Ein **systolisches** Herzgeräusch (▶ Abschn. 2.4.1) tritt in der Systole (Auswurfphase) und ein **diastolisches** Herzgeräusch (▶ Abschn. 2.4.2) in der Diastole (Füllungsphase) auf. Voraussetzung für die Erklärung der Geräuschphänomene bei den Vitien ist eine genaue Vorstellung des Blutflusses bzw. der kardialen Hämodynamik in der Systole und Diastole.

Systolische Herzgeräusche kommen der kardialen Hämodynamik entsprechend als systolische Austreibungsgeräusche der Aorten- und Pulmonalklappe (Stenose) vor. Rückstromgeräusche in der Systole stammen von der Mitral- und Trikuspidalklappe

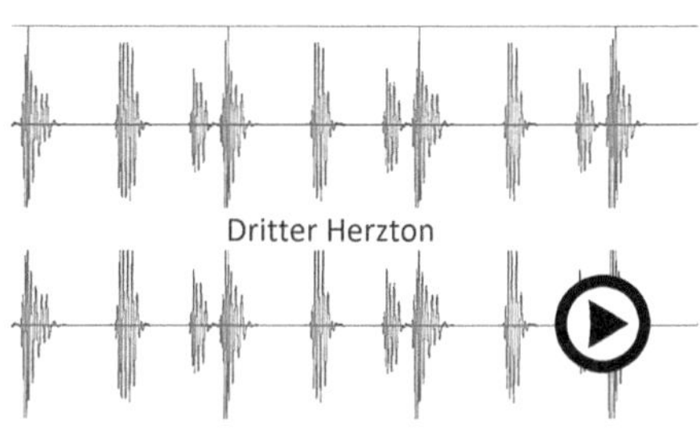

◉ Abb. 2.6   Hörbeispiel 2.6: 3. Herzton (https://doi.org/10.1007/000-0ex)

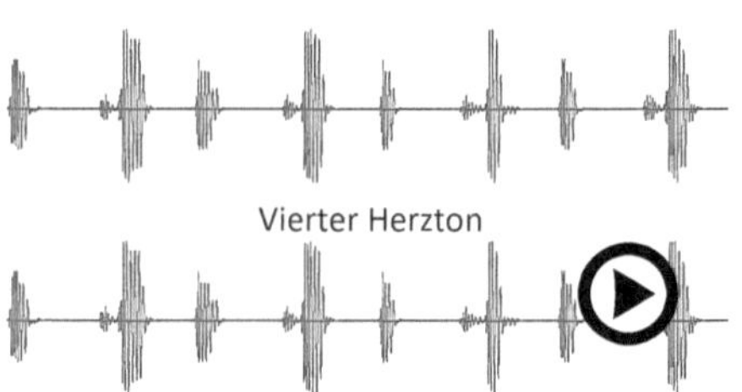

◉ Abb. 2.7   Hörbeispiel 2.7: 4. Herzton (https://doi.org/10.1007/000-0ey)

◘ Tab. 2.1 Herztöne und ihre Charakteristika

Herzton	Entstehung	EKG-Projektion (◘ Abb. 2.2)	Punctum maximum	Pathologische Aspekte
1.	Kammermuskulatur kontrahiert beim Verschluss der Atrioventrikularklappen um das inkompressible Blut (Muskelanspannungston)	R-Zacke	Erb-Punkt, Herzspitze	
2.	Durch Vibration der Blutsäule in den Gefäßen unmittelbar nach dem Verschluss der Aorta- und Pulmonalisklappe (Klappenschlusston)	T-Welle	Erb-Punkt, Herzbasis	
3.	Durch diastolische Ventrikelfüllung		Herzspitze	Bei älteren Patient ggf. Hinweis auf Herz- oder Mitral- klappeninsuffizienz
4.	Durch Vorhofkontraktion bei erschwerter Füllung der Kammern		Herzspitze oder 4. ICR links	Arterielle Hypertonie, linksventrikuläre Hypertrophie, Aortenstenose

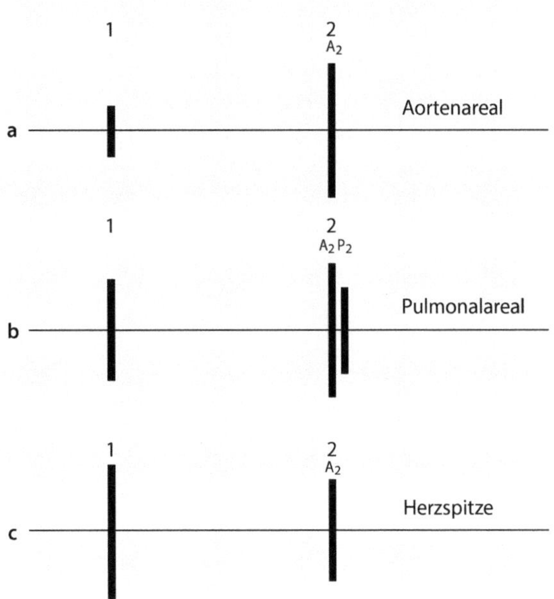

◘ Abb. 2.8 Lautstärke der Herztöne an verschiedenen Auskultationspunkten. Der 1. Ton ist am lautesten über der Herzspitze und wird zur Herzbasis hin leiser. Der aortale Anteil des 2. Tons (A2) ist am lautesten im Aortenareal und wird zur Herzspitze hin leiser. Der pulmonale Anteil des 2. Tons (P2) ist nur im Pulmonalareal und im Bereich des Erb-Punktes zu hören. (Aus Röhl 1984)

(Insuffizienz). Stenosegeräusche sind meist spindelförmig (crescendo-decrescendo) und Insuffizienzgeräusche sind häufig gießend.

Allerdings gibt es auch funktionelle Austreibungsgeräusche bei normalen Strömungsgeschwindigkeiten des Blutes. Diese treten vorwiegend bei Kindern (▶ Abschn. 2.5), Jugendlichen und schlanken Erwachsenen auf. Funktionelle Austreibungsgeräusche bei Hyperzirkulation treten bei Anämie, Fieber, Hyperthyreose und Hypertonie auf. Dazu kommen noch systolische Shuntgeräusche, die beim Atriumseptumdefekt und beim Ventrikelseptumdefekt auftreten können.

Das häufigste systolische Geräusch ist ein Austreibungsgeräusch im Alter bei der Aortenklappensklerose (auch ohne Stenose) bzw. der aortalen Ausflussbahn und bei Aortendilatation.

Diastolische Geräusche sind immer pathologisch. Sie sind i. d. R. leiser als systolische Herzgeräusche und damit deutlich schwieriger wahrzunehmen. Entsprechend der kardialen Hämodynamik unterscheidet man Füllungs- und Einströmgeräusche, die bei der Füllung des Ventrikels durch Turbulenzbildung an den artrioventrikularen Segelklappen der Mitral- und Trikuspidalklappe (Stenose) entstehen. Zusätzlich kommt es zu Refluxgeräuschen, die bei der Insuffizienz der Aorten- und Pulmonalklappe auftreten.

Zur besseren Differenzierung werden die Herzgeräusche in ihrer Lautstärke bei der Auskultation eingeteilt. Angegeben werden sie von 1/6 bis 6/6 (◘ Tab. 2.2).

2.2.3 Gefäßsystem

Auch die A. carotis und femoralis (ebenso wie die Aorta im Bauchraum) lassen sich auskultieren und darüber dann ggf. Pathologien ableiten.

▪ Karotisauskultation

Karotisgeräusche alleine haben eine geringe Aussagekraft, können jedoch zur weiteren diagnostischen Abklärung mittels Ultraschall und zur Detektion einer asymptomatischen Stenose der A. carotis interna (ACI) führen.

Fast jede dopplersonographisch ermittelte Stenose kann auskultiert werden. Nahezu jedes auskultierbare, nicht fortgeleitete Geräusch findet seine dopplersonographische Entsprechung.

◘ **Tab. 2.2** Einteilung der Herzgeräusche nach Lautstärke

Intensität	Beschreibung
1/6	Kaum auskultierbar, nur in Atempausen und geräuscharmer Umgebung zu hören
2/6	Leises Herzgeräusch, das aber auch ohne Atempausen zu hören ist
3/6	Lautes Herzgeräusch ohne Schwirren
4/6	Herzgeräusch mit Schwirren
5/6	Herzgeräusch, das bereits gehört wird, sobald der Stethoskoprand auf der Haut liegt
6/6	Herzgeräusch, das ohne Stethoskop hörbar ist

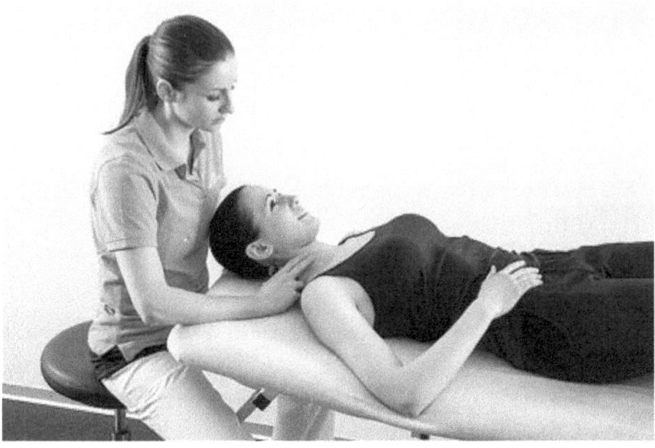

❑ **Abb. 2.9** Palpation der A. carotis: Mit Zeige-, Mittel- und Ringfinger einer Hand kann man seitlich am medialen Rand des M. sternocleidomastoideus den Puls der A. carotis tasten. Die A. carotis ist 2–3 Querfinger seitlich vom Schildknorpel („Adamsapfel") des Patienten lokalisiert. (Aus Gestel, Teschler 2014)

Eine Übersicht der Auskultationsstellen zeigt ❑ Abb. 2.9.

Die häufigsten Ursachen für Geräusche im Bereich der A. carotis sind:

- vom Herzen fortgeleitete Geräusche
- Stenosen der A. subclavia und des Truncus brachiocephalicus
- physiologische Strömungsgeräusche (bei Jugendlichen)
- Abgangsstenosen der A. vertebralis
- Abgangsstenosen der A. carotis communis
- arteriovenöse (AV-)Fisteln
- Artefakte durch zu starken Druck des Stethoskops

■ Femoralisauskultation

Die Auskultation erfolgt unterhalb des Leistenbandes. Dabei können folgende Auffälligkeiten zu detektieren sein:

- Systolisches Strömungsgeräusch → ggf. Hinweis auf Stenose im Becken- oder Beinstromgebiet
- Systolisch-diastolisches Strömungsgeräusch → ggf. Hinweis auf arterio-venöse Fistel nach Punktion der A. femoralis

2.3 Palpation

■ Herz

Die Herzpalpation ergänzt die Herzperkussion und die Herzauskultation. Sie gibt dem Untersucher weitere Informationen bei der Untersuchung des Herzen. Der Untersucher legt die flache Hand auf das Herz. Der Patient liegt am besten auf dem Rücken. Besondere Bedeutung kommt dem Herzspitzenton zu. Er ist im 5. Interkostalraum in Höhe der Medioklavikularlinie zu tasten. Bei der Beurteilung des Herzspitzenstoßes sollte zum einen die Breite und zum anderen die Lage beurteilt werden. Die **normale Breite** liegt ca. bei **3 cm**. Alles, was deutlich breiter zu tasten ist, ist ein Hinweis für eine Herzinsuffizienz. Sollte der Herzspitzenstoß weiter nach lateral und kaudal verlagert sein, spricht das ebenfalls für eine Herzinsuffizienz bzw. für eine Herzhypertrophie.

Tipps und Tricks

Im Sitzen und in der Linksseitenlage verstärkt sich der Herzspitzenton.

Als **Herzschwirren** bezeichnet man tastbare Vibrationen, die am besten mit der Handinnenfläche palpiert werden können. Diese Vibrationen entstehen häufig bei lauten Herzgeräuschen (z. B. Aortenklappenstenose, Pulmonalklappenstenose oder Ventrikelseptumdefekt).

Auch hier muss erwähnt werden, dass die Echokardiographie eine deutlich bessere und sichere Aussagekraft hat. Allerdings ist die Palpation bei fehlendem Ultraschall eine gute Methode, um weitere Information zum Herzen durch die körperliche Untersuchung zu erlangen.

Tipps und Tricks

Um bei der Echokardiographie die Stelle für den apikalen 4-Kammerblick besser zu finden, ist es hilfreich, den Herzspitzenstoß zu palpieren und dann den Schallkopf entsprechend aufzusetzen.

▪ Gefäßsystem

Palpatorisch lassen sich beim Gefäßsystem in erster Linie die Pulse tasten. Der Puls gibt Aufschluss über die Häufigkeit des Herzschlages, seine Regelmäßigkeit, die Druckanstiegsgeschwindigkeit in den herznahen Gefäßen während der Systole, den absoluten Druck, die Weiterleitung der Druckwelle bis in die Peripherie und das Füllungsvolumen der peripheren Gefäße. Dazu eignen sich folgende Stellen am Körper:

- A. radialis
- A. temporalis superficialis
- A. carotis
- A. femoralis
- A. poplitea
- A. dorsalis pedis
- A. tibialis posterior
- Apex (des Herzens)
- Aorta abdominalis

A. radialis   Die A. radialis wird als häufigste Messstelle benutzt: Man fährt zwei oder drei Fingerkuppen an der Daumenaußenseite entlang in Richtung Unterarm.

❯ **Nicht mit dem Daumen tasten, denn dieser hat einen eigenen prominenten Puls.**

Vor dem Radius befindet sich eine kleine Mulde, in die die Finger hineingleiten, bis der letzte Finger an den Rand der Mulde gekommen ist. Dann sollte sich der Puls gut mit dem Zeige- und Mittelfinger tasten lassen.

A. carotis Der Karotispuls lässt sich bei gestrecktem Hals lateral des Schildknorpels im Trigonum caroticum tasten.

> **Die A. carotis wird vorsichtig getastet, nicht gedrückt (Gefahr der Stimulation der Barorezeptoren und dadurch bedingte Kreislaufdepression)!**

Tipps und Tricks

Im Notfall ist es oft deutlich leichter, die A. femoralis zu tasten als die A. carotis!

Frequenz Die Frequenz bezeichnet die Anzahl der Herzschläge pro Minute. Normwerte sind hierbei:
- Erwachsene: 60-90 Schläge pro Minute
- Jugendliche: 80-100 Schläge pro Minute
- Kinder: 100-120 Schläge pro Minute
- Neugeborene: 160-180 Schläge pro Minute

Bei einer Pulserhöhung auf über 100 Schläge pro Minute spricht man von einer **Tachykardie**, bei einer Verringerung unter 60 Schläge pro Minute von einer **Bradykardie**.

Bei der Bestimmung der Herzfrequenz sollte der Puls bei einer Arrhythmie für 60 Sekunden gemessen werden. Liegt ein regelmäßiger Puls vor, reicht eine Messung über 15 Sekunden und Multiplikation mit 4. Daraus ergibt sich die Herzfrequenz.

Rhythmus I. d. R. sind zwei Pulsschläge immer in regelmäßigen Abständen zueinander tastbar. Ist dem nicht so, spricht man von einer Arrhythmie. Bei den Arrhythmien gibt es unterschiedliche Formen:
- Extrasystolen: außerhalb des regulären Grundrhythmus auftretende Schläge (Sonderform: Extrasystole mit kompensatorischer Pause).
- Bigeminus: „Zwillingspuls". Auf jeden normalen Herzschlag folgt eine Extrasystole.
- Respiratorische Arrhythmie: Der Pulsschlag wird bei der Einatmung schneller und bei der Ausatmung wieder langsamer.
- Absolute Arrhythmie: Ein tastbarer, aber komplett arrhythmischer Puls.

Pulsqualität Die Qualität der Pulswelle (■ Tab. 2.3) wird durch Füllungszustand und Spannung der Arterien bestimmt. Die Beurteilung der Pulsqualität erfordert viel Erfahrung. Beim Gesunden ist der Puls i. d. R. weich und gut gefüllt. Einen harten Puls findet man z. B. bei hohem Blutdruck.

▣ Tab. 2.3 Beispiele für Pulsqualitäten

Weicher Puls	Harter Puls
Hypotonie, Herzschlagvolumen ↓ (Blutung, Schock)	Hypertonie, Arteriosklerose
Kleiner Puls	**Großer Puls**
Tachykardie	Erhöhung des ICP, Aorteninsuffizienz

Schockpuls: klein, weich, fadenförmig, tachykard, kaum zu tasten

Amplitude: altus (hoch) - parvus (klein)
Anstiegssteilheit: celer (schnell) - tardus (langsam)
- Pulsus celer et altus (schnell und hoch, sog „Wasserhammerpuls") (Aorteninsuffizienz, Ductus Botalli, Hyperthyreose, Belastung, Angst und Fieber)
- Pulsus parvus et tardus (klein und langsam): Aortenstenose
- Pulsus celer et parvus (schnell und klein): intravaskulärem Volumenmangel
- Pulsus alternans (wechselnd): schwere Herzinsuffizienz
- Pulsus paradoxus (Puls und Blutdruck sinken mit der Einatmung ab): Asthma bronchiale, Spannungspneumothorax

2.4   Krankheitsbilder

2.4.1   Systolische Herzgeräusche

Aortenklappenstenose

Die Aortenklappenstenose ist der häufigste Herzklappenfehler im Erwachsenenalter. Sie kann angeboren oder erworben sein, wobei die erworbenen Stenosen meist valvulärer Natur sind. Bei einer valvulären Aortenklappenstenose liegt eine Einengung der Aortenklappe vor. Davon abzugrenzen sind subvalvuläre Aortenklappenstenosen, bei denen sich die Einengung oberhalb der Klappe befindet. Durch die Verengung der Öffnung der Aortenklappe kommt es zu einer Linksherzhypertrophie und dadurch zur Koronarinsuffizienz mit erhöhtem Sauerstoffbedarf und Abnahme der Koronarperfusion. Oft zeigen sich die Folgen der Koronarinsuffizienz erst nach Jahrzehnten.

■ **Epidemiologie**

Die häufigste Ursache der Aortenklappenstenose sind degenerative Veränderungen, die besonders im Alter (>70 Jahre) auftreten. Jüngere Patienten ab 40 Jahren leiden meist an einer erworbenen Aortenklappenstenose, die angeboren (kongenital) ist oder infolge eines rheumatischen Fiebers bzw. einer bakteriellen Endokarditis zustande kommt.

■ **Auskultation (▣ Abb. 2.10, ▣ Abb. 2.11)**

Die Auskultation erfolgt im 2. ICR rechts parasternal.

Typisch ist ein **raues, spindelförmiges** (Crescendo-Descresendo-Systolikum) **Systolikum** mit **Punctum maximum im 2. ICR rechts parasternal**, welches vom 1. Herzton abgesetzt ist. Es wird gewöhnlich in die **Karotiden fortgeleitet.** Hochfrequente Geräuschanteile

◘ Abb. 2.10   Hörbeispiel 2.10:
Aortenklappenstenose
(https://doi.org/10.1007/
000-0ez)

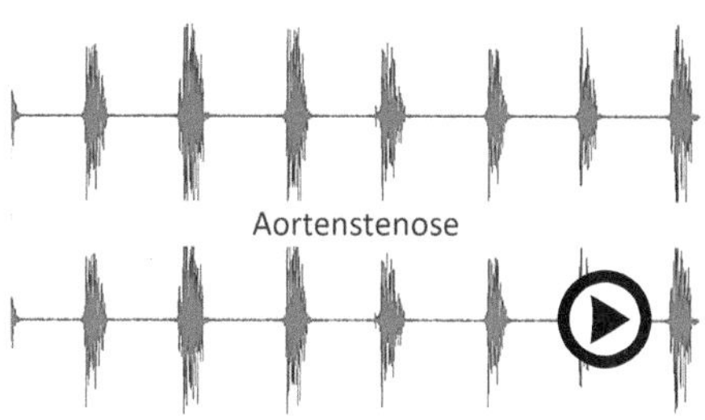

◘ Abb. 2.11   Hörbeispiel 2.11: Aortenvitium
kombiniert (https://doi/10.1007/000-0f0)

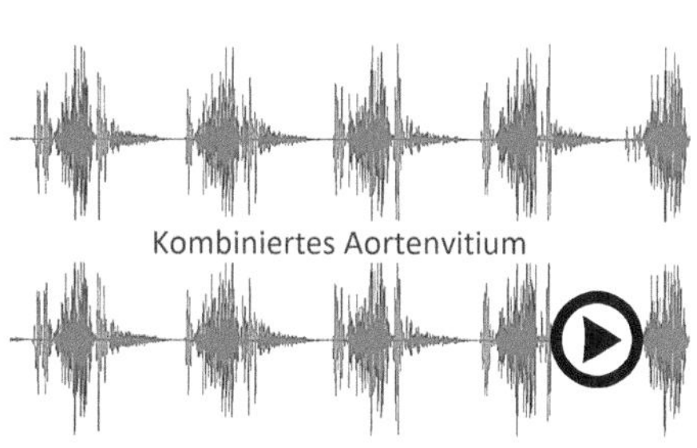

können auch in die Herzspitze geleitet werden. Dadurch ist eine Verwechslung mit der Mitralklappeninsuffizienz möglich. Mit zunehmender Stenose wandert das Lautstärkemaximum des Geräusches in die Spätphase der Systole. Anders als bei der HOCM gibt es bei der Aorteklappenstenose im Rahmen eines **Valsalva-Versuches keine Zunahme der Geräuschintensität**. Die subvalvuläre Aortenklappenstenose bei hypertropher obstruktiver Kardiomyopathie hört man meist über dem 4/5. ICR links sowie über der Herzspitze. Hier ist die Ausstrahlung in die Karotiden geringer.

Der **2. Herzton** ist i. d. R. **im 2. ICR rechts vermindert**. Manchmal kommt es zu einer paradoxen Spaltung des 2. Herztones. Ein **akzentuierter (also besonders deutlich hörbarer) 2. Herzton** spricht für eine **Aortenklappensklerose** mit erhaltener Beweglichkeit der Aortenklappen.

Ein **3. und 4. Herzton** kann bei **fortgeschrittener Aortenklappenstenose** im Rahmen der ausgeprägten **Herzinsuffizienz** auftreten. Bei begleitender Aortenklappeninsuffizienz ist manchmal auch ein Diastolikum auszukultieren.

■ **Palpation**

Der **Herzspitzenstoß** ist **meist kräftig** zu palpieren und **verlagert** sich erst **im späteren Verlauf** im Rahmen der linksventrikulären Dilatation **nach links**. Häufig findet sich ein **systolisches Schwirren** über dem **Jugulum** bei hochgradiger Aortenklappenstenose. Es besteht ein **langsam ansteigender Puls mit geringer Amplitude (Pulsus tardus und parvus)**.

Tipps und Tricks

Die Geräusche über der Aortenklappe lassen sich am besten am sitzenden nach vorne übergebeugten Patienten hören, da dann die Aortenklappen dem Sternum sehr nahe kommen.

- **Weitere Symptome**

Die Patienten sind meist lange beschwerdefrei (es gibt Olympiasieger mit dieser Erkrankung!). Häufig ist es ein Zufallsbefund bei klinischer Untersuchung (Systolikum). Es gibt drei Leitsymptome für die Aortenklappenstenose.

- Angina pectoris
- Synkope
- Dyspnoe

Es kommt dann auch zur Leistungsminderung der Patienten.

- **Differenzialdiagnosen**

- Die HOCM ist eine der Hauptdifferenzialdiagnosen der Aortenklappenstenose.
- Bei Synkopen müssen rhythmogene Synkopen ausgeschlossen werden.
- Ebenfalls sollte eine Mitralklappeninsuffizienz oder in ganz seltenen Fällen eine Pulmonalklappenstenose differenzialdiagnostisch berücksichtigt werden.
- Die Arteriosklerose der Aortenklappen kann ebenfalls ein Systolikum ohne Pathologie verursachen.

- **4 weiterführende diagnostische Schritte**

1. **EKG**: häufig Linkstyp bis überdrehter Linkstyp und Linksherzhypertrophiezeichen; manchmal negative T-Wellen
2. **Echokardiographie**: Beurteilung der Aortenklappenanatomie (fibrotisch verdickte und verkalkte Klappen, die eine verminderte Öffnung zeigen); Bestimmung der Gradienten über der Aortenklappe; konzentrische linksventrikuläre Hypertrophie; häufig begleitende Aortenklappeninsuffizienz
3. **Linksherzkatheter**: Erkennung/Ausschluss einer koronaren Herzkrankheit
4. **Röntgen-Thorax**: Lungenstauung bei Dekompensation; im späteren Stadium Vergrößerung der Herzsilhouette

Fallbeispiel

Die 76-jährige Frau Christel H. wurde vom Rettungsdienst in die Notaufnahme gebracht. Die Patientin war im Einkaufszentrum synkopiert, nachdem sie vom Erdgeschoß über Treppen in die 2. Etage gelaufen war. Bei Eintreffen des Rettungsdienstes ist die Patientin wach, ansprechbar und orientiert. Der Blutdruck ist leicht erhöht mit 160/90 mmHg. Die Pulsfrequenz ist 76 pro Minute. Die periphere O_2-Sättigung beträgt 96 %.

Die Patientin ist rüstig, lebt alleine und versorgt sich vollständig selbst. An Vorerkrankungen besteht ein arterieller Hypertonus sowie ein Diabetes mellitus. Die aktuelle Blutzuckermessung zeigt einen BZ-Wert von 110 mg/dl. Es besteht keine Luftnot, allerdings sind leichte thorakale Beschwerden vorhanden. Bei der körperlichen Untersuchung hört man ein **Strömungsgeräusch über den Karotiden beidseits**. Die Lunge zeigt ein **vesikuläres Atemgeräusch ohne Rasselgeräusche** und **ohne Spastik**. Das **Abdomen** ist **weich** und zeigt eine **regelrechte Peristaltik**. Bei der Auskultation des Herzen ist ein **raues 3/6 holosystolisches Systolikum** mit **Punctum maximum im 2. ICR** zu hören.

Unterschenkelödeme bestehen keine. Frau H. berichtet, dass sie bei Belastung häufiger deutliche Dyspnoe und ein thorakales Engegefühl verspüren. Im EKG ist ein normfrequenter Sinusrhythmus mit überdrehtem Linkstyp zu dokumentieren. Die Zeiten sind im Normbereich und Endstreckenveränderungen sind nicht vorhanden. Hinweise für Herzrhythmusstörungen gibt es aktuell nicht. Auch in der Monitor-Überwachung vom Rettungsdienst sind keine Auffälligkeiten dokumentiert worden. Zur weiteren Diagnostik erfolgt die Durchführung einer Echokardiographie. Hier kann ein kombiniertes Aortenvitium mit Aortenklappeninsuffizienz I. Grades und Aortenklappenstenose III. Grades dargestellt werden. Echokardiographisch ist eine regelrechte linksventrikuläre Funktion vorhanden.
Im Röntgen-Thorax zeigt sich ein unauffälliger Befund. Eine Duplex-Sonographie der Karotiden kann eine Stenosierung ausschließen. In der Linksherzkatheteruntersuchung kann eine koronare Herzkrankheit ausgeschlossen werden. Im weiteren Verlauf erfolgt die Vorstellung in der Herzchirurgie zum Aortenklappenersatz.

Mitralklappeninsuffizienz

Bei der Mitralklappeninsuffizienz gibt es unterschiedliche Klassifizierungen. Zum einen unterscheidet man die **funktionelle** und die **organische** (valvuläre) Mitralklappeninsuffizienz. Bei der **organischen** Mitralklappeninsuffizienz sind Veränderungen an der Klappe selbst die Ursache. Eine funktionelle Mitralklappeninsuffizienz ist Folge von Veränderungen der umgebenden Strukturen (meistens des linken Ventrikels). Außerdem gibt es noch die **akute** und **chronische** Mitralklappeninsuffizienz. Hier geht es in erster Linie um die Ursache und um die Dauer der Mitralklappeninsuffizienz. Bei der akuten Mitralklappeninsuffizienz zeigt sich eine rasche Entwicklung der Klinik, ohne dass sich der linke Ventrikel an die veränderte Hämodynamik anpassen kann. Die chronische Variante entwickelt sich langsam und oft über Jahre.

Bei der Mitralklappeninsuffizienz kommt es durch die Klappenundichtigkeit zum systolischen Blutrückfluss in das linke Atrium. Dadurch geht dem Körper das Regurgitationsvolumen verloren und der linken Ventrikel muss seine Auswurfleistung steigern, um den Volumenbedarf des Körpers abzudecken.

Die Ursachen der akuten Mitralklappeninsuffizienz sind z. B. ein Papillarmuskelabriss bei einem akuten Myokardinfarkt sowie ein Thoraxtrauma oder eine bakterielle Endokarditis mit Destruktion der Klappenanteile. Bei der chronischen Mitralklappeninsuffizienz zeigen sich ein Mitralklappenprolaps (◘ Abb. 2.14), eine Papillarmuskeldysfunktion bei koronarer Herzkrankheit, eine Autoimmunerkrankung (z. B. rheumatische Herzerkrankung) oder eine Kollagen-Erkrankung (Marfan, Ehlers-Danlos) ursächlich.

- **Epidemiologie**

Die Mitralklappeninsuffizienz gehört zu den am häufigsten diagnostizierten Herzklappenfehlern beim Menschen. Allerdings kann die Häufigkeit der Mitralklappeninsuffizienz aufgrund fehlender Studien nur geschätzt werden. Mit 31 % aller Herzklappenoperationen ist die Mitralklappeninsuffizienz der am zweithäufigsten operierte Herzklappenfehler.

- **Auskultation**

Bei der Auskultation (◘ Abb. 2.12, ◘ Abb. 2.13) hört man häufig einen **abgeschwächten 1. Herzton**. Daran schließt sich ein **hochfrequentes holosystolisches (bandförmiges)**

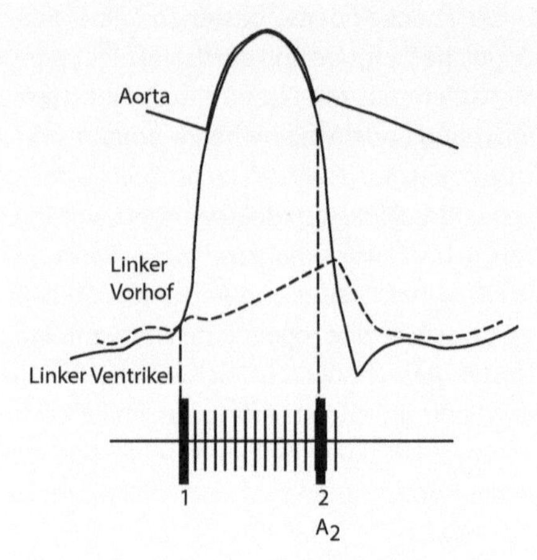

Abb. 2.12 Das holosystolische Rückflußgeräusch der Mitralinsuffizienz beginnt mit dem 1. Herzton, der häufig abgeschwächt ist, und hält an, bis der ventrikulare unter den linksatrialen Druck abfallt. Dadurch kann das Geräusch den Aortenklappenschlußton überdauern, (Aus Röhl 1984)

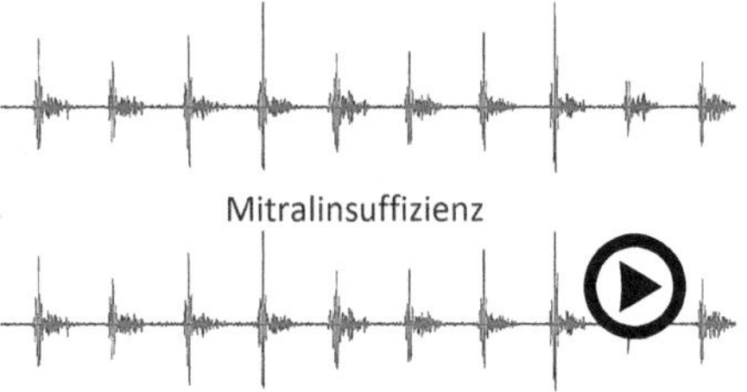

Abb. 2.13 Hörbeispiel 2.13: Mitralklappeninsuffizienz (https://doi.org/10.1007/000-0ev)

Geräusch an, welches sein **Punctum maximum** im Bereich des **5. ICR links der Medioklavikularlinie** hat. Das Systolikum lässt sich meist über der Herzspitze am besten hören und wird **in die linke Axilla weitergeleitet**. Der **2. Herzton ist weit gespalten** (verfrühter Aortenklappenschluss). Zusätzlich hört man häufig einen **3. Herzton (Galoppton)** (Abb. 2.6).

> Zwischen der Lautstärke des Geräusches und der Insuffizienz gibt es keinen Zusammenhang.

- **Palpation**

Bei der Palpation ist der **Herzspitzenstoss hebend** und **nach links sowie kaudal verlagert**.

- **Weitere Symptome**

In der Phase der Kompensation sind die meisten Patienten über Jahre vollständig beschwerdefrei. Bei der Dekompensation zeigen sich typische Symptome einer Herzinsuffizienz. Typische Symptome der chronischen Mitralklappeninsuffizienz sind Belastungsdyspnoe und eine eingeschränkte Leistungsfähigkeit. Bei der akuten Mitralklappeninsuffizienz bestehen üblicherweise Symptome eines Lungenödems.

- **Differenzialdiagnosen**

Als Differenzialdiagnosen kommen
- sämtlich Herz- und Lungenerkrankungen zum Tragen, die eine Rechts- oder Linksherzinsuffizienz zeigen.
- Eine HOCM sollte ebenfalls als Differenzialdiagnose bedacht werden.

> Die Auskultation ist eine rasche Methode zur Einschränkung der Differenzialdiagnosen.

- **4 weiterführende diagnostische Schritte**
1. **EKG**: Das Elektrokardiogramm zeigt keinen wegweisenden Befund. Allerdings kann Vorhofflimmern Ausdruck einer Mitralklappeninsuffizienz sein.
2. **Echokardiographie**: In der transthorakalen Echokardiographie (TTE) kann mittels Farbdoppler der Schweregrad der Mitralklappeninsuffizienz (leicht-, mittel-, hochgradig) bestimmt werden. Zusätzlich können hier morphologische Veränderungen (flottierendes Mitralsegel „flail leaflet", Vegetationen oder abgerissener Sehnenfaden oder Papillarmuskelabriss) dargestellt werden.
3. **Transösophageale Echokardiographie**: Zur weiteren Beurteilung der Morphologie und des Mechanismus der Mitralklappeninsuffizienz kann eine transösophageale Echokardiographie (TEE) herangezogen werden.
4. **Katheter**: In der Rechtsherzkatheteruntersuchung ist die Druckmessung im kleinen Kreislauf ein probates Mittel, um die hämodynamisch relevante Mitralklappeninsuffizienz zu quantifizieren. In der Linksherzkatheteruntersuchung kann nach Einbringen von Kontrastmittel in den linken Ventrikel das Füllungsverhalten des linken Atriums analysiert und somit das Ausmaß der Mitralklappeninsuffizienz eingeschätzt werden.

Fallbeispiel

Herr Peter F. (61 Jahre) wird vom Rettungsdienst mit einem akuten ST-Hebungsinfarkt in die Klinik gebracht. Im EKG zeigen sich typische Hebungen in V1–V4. In der sofort durchgeführten Koronarangiographie ist ein Verschluss des R. descendens anterior zu dokumentieren. Zusätzlich zeigt sich eine 50–75%ige Stenose des R. circumflexus und eine 50%ige Stenose der rechten Koronararterie. Es erfolgt eine Rekanalisation, Dilatation und Stentimplantation im Bereich des R. descendens anterior.

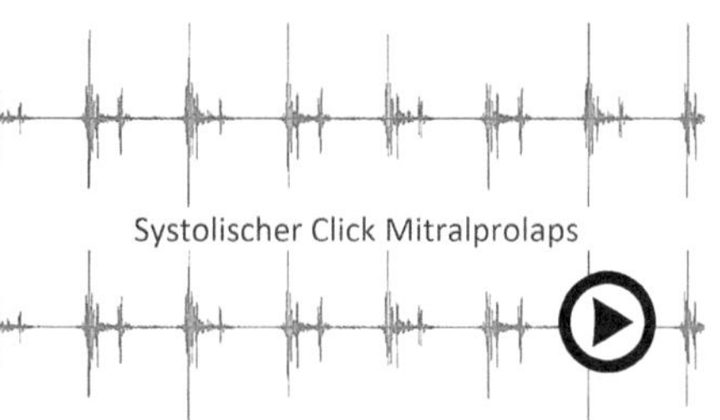

◻ **Abb. 2.14**   Hörbeispiel 2.14: Mitralklappenprolaps (systolischer Klick) (https://doi.org/10.1007/000-0f2)

In der Echokardiographie besteht eine hochgradig eingeschränkte linksventrikuläre Funktion (EF nach Simpson 33%) mit einer geringgradigen Mitralklappeninsuffizienz. Eine Herzinsuffizienztherapie mittels Betablocker, ACE-Hemmer und Diuretikum wird eingeleitet. Am 2. Tag nach dem ST-Hebungsinfarkt kommt es plötzlich zu starker Dyspnoe mit Zyanose des Patienten. Über der Lunge lassen sich **ubiquitäre Rasselgeräusche** auskultieren. Ein Infiltrat besteht nicht. Bei der Auskultation des Herzens ist ein **hochfrequentes holosystolisches Geräusch** mit **Punctum maximum** im **5. ICR links** zu hören. Es besteht eine **Fortleitung in die Axilla**. Zusätzlich zeigen sich Unterschenkelödeme. Echokardiographisch kann eine hochgradige Mitralklappeninsuffizienz dokumentiert werden. Es zeigt sich ein Papillarmuskelabriss. Die Symptomatik des Patienten verschlechtert sich, sodass eine Intubation und eine Katecholamintherapie erforderlich ist. Im weiteren Verlauf kommt es zu einem Lungenödem und kardiogenen Schock. Aufgrund der hochgradigen Mitralklappeninsuffizienz und des Papillarmuskelabrisses erfolgt eine Mitralklappenersatz-Operation. Danach kommt es zur Stabilisierung des Patienten.

Pulmonalstenose

Die Pulmonalklappenstenose tritt fast immer kongenital auf und ist häufig mit weiteren kongenitalen Vitien (ASD, VSD, Fallot-Tetralogie, Noonan-Syndrom) assoziiert. Es zeigt sich eine Einengung im rechtsventrikulären Ausflusstrakt zur A. pulmonalis. Dadurch kommt es zu einer Rechtsherzbelastung mit nachfolgend rechtsventrikulärer Hypertrophie. Im Langzeitverlauf resultiert daraus eine Rechtsherzdekompensation.

- **Epidemiologie**

Etwa bei 10% aller angeborenen Herzfehler handelt es sich um eine valvuläre Pulmonalisstenose, während nur 3% eine subvalvuläre oder supravalvuläre Pulmonalisstenose sind.

- **Auskultation**

Die Auskultation erfolgt im 2. ICR parasternal links. Bei der Auskultation ist ein **raues spindelförmiges Systolikum (systolisches Austreibungsgeräusch)** mit **Punctum maximum am 2./3. ICR links parasternal** mit **Fortleitung in den Rücken** zu hören. Der **2. Herzton ist gespalten** mit leisem Pulmonalklappenanteil. Zusätzlich ist bei der valvulären Pulmonalstenose ein **frühsystolischer Ejektions-Klick** zu hören.

- **Palpation**

Links parasternal ist ein **systolisches Schwirren** zu palpieren. Zusätzlich können **hebende Pulsationen** über dem **linken unteren Sternalrand** getastet werden.

- **Weitere Symptome**

Häufig sind die Patienten über lange Zeit asymptomatisch. Bei schweren Formen der Pulmonalstenose können Angina pectoris, Dyspnoe und Synkopen (ähnlich wie bei der Aortenklappenstenose) auftreten. Allerdings zeigt sich bei der Pulmonalstenose eine Rechtsherzinsuffizienz im fortgeschrittenen Stadium. Wie fast immer kommt es im Verlauf zu einer Leistungsminderung.

- **Differenzialdiagnosen**
  - Die Aortenklappenstenose ist von der Pulmonalstenose abzugrenzen.
  - Bei einer Rechtsherzinsuffizienz ist eine Lungenembolie differenzialdiagnostisch zu klären.
  - Ein persistierendes Foramen ovale mit einem Rechts-Links-Shunt sollte ebenfalls ausgeschlossen werden.

- **4 weiterführende diagnostische Schritte**
  1. **EKG**: normales EKG bei leichter Stenose, bei höhergradiger Stenose zeigt sich ein inkompletter oder kompletter Rechtsschenkelblock; Rechtstyp, betontes P im EKG
  2. **Echokardiographie**: Beurteilung der Pulmonalklappenanatomie (verminderte Öffnungsbewegung und Domstellung der Pulmonalklappen); Bestimmung der Gradienten über der Pulmonalklappe; rechtsventrikuläre Hypertrophie
  3. **Transösophageale Echokardiographie**: Ausschluss eines Vorhofseptumdefektes (mittels Echo-Kontrastmittel)
  4. **MRT**: Planimetrie der Pulmonalklappe; Druckgradientenbestimmung; Stenoselokalisation

Trikuspidalklappeninsuffizienz

Bei der Trikuspidalklappeninsuffizienz besteht eine Undichtigkeit der Trikuspidalklappe, bei der es zu einem Rückfluss vom rechten Ventrikel in das rechte Atrium kommt. In den meisten Fällen besteht eine sekundäre Trikuspidalklappeninsuffizienz (linksseitige Klappenerkrankungen, Linksherzinsuffizienz; Cor pulmonale bei chronischen Lungenerkrankungen, Rechtsherzinfarkt, Lungenembolie usw.). Eine primäre Trikuspidalklappeninsuffizienz kommt durch Anomalien der Trikuspidalklappe und des Trikuspidalklappenapparates zustande. Ursachen dafür sind eine infektiöse Endokarditis (Drogenabhängige, Herzschrittmacherträger) oder eine rheumatische Valvulitis. Manchmal kommt es auch zu iatrogenen Veränderungen durch Herzschrittmachersonden. Die durch die Trikuspidalklappeninsuffizienz resultierende rechtsventrikuläre Volumenbelastung wird häufig vom rechten Ventrikel lange toleriert, bis es zur endgültigen Rechtsherzinsuffizienz kommt.

- **Epidemiologie**

Obwohl die Trikuspidalklappeninsuffizienz häufiger auftritt, gibt es keine genauen Zahlen, da die Trikuspidalklappeninsuffizienz fast immer Folge einer anderen Herzerkrankung ist.

- **Auskultation**

Die Auskultation erfolgt im 4. ICR rechts parasternal. Es imponiert ein **hochfrequentes holosystolisches** und **bandförmiges Geräusch** mit **Punctum maximum im 4. ICR rechts parasternal**. Es besteht häufig eine **Fortleitung bis zur Herzspitze und subxiphoidal**.

Tipps und Tricks

Bei der Inspiration ist das Geräusch besser zu hören.

- **Weitere Symptome**

Lange zeigen sich keine Symptome. Dann kommt es zu Zeichen der Rechtsherzinsuffizienz mit Ödemen, Aszites, Hepatomegalie und Müdigkeit. Zusätzlich zeigen sich gestaute Halsvenen. Manchmal treten auch Herzrhythmusstörungen (Herzrasen, Vorhofflimmern) auf.

- **Differenzialdiagnosen**

Differenzialdiagnostisch gilt es die Ursache der Trikuspidalklappeninsuffizienz zu klären.
- Neben einem Cor pulmonalen bei chronischen Lungenerkrankungen kann auch eine akute Insuffizienz im Rahmen einer fulminanten Lungenembolie auftreten.
- Eine infektiöse Endokarditis sowie ein Karzinoid sollten ebenfalls als Ursache differenzialdiagnostisch in Betracht gezogen werden.
- Auch kann eine Epstein-Anomalie zugrunde liegen.

- **4 weiterführende diagnostische Schritte**

1. **Echokardiographie**: Beurteilung der Trikuspidalklappenanatomie (verdickte Segel); Beurteilung des Insuffizienzgrades; Gradientenmessung über der Trikuspidalklappe; Hinweise für eine Endokarditis; Beurteilung des rechten Ventrikels; weitere Klappenvitien; Beurteilung der linksventrikulären Funktion
2. **Transösophageale Echokardiographie**: Hinweise für eine Endokarditis (bei entsprechender Klinik)
3. **EKG**: im späten Stadium Zeichen der Rechtsherzbelastung und Rechtsherzhypertrophie (Sokolov-Lyon-Index); Rechtstyp; dextroatriales P; kompletter oder inkompletter Rechtsschenkelblock
4. **Röntgen-Thorax**: Vergrößerung des rechten Ventrikels und rechten Atriums

Fallbeispiel

Die 58-jährige Frau Waltraud L. wird vom Notarzt mit akut aufgetretener Dyspnoe in die Klinik gebracht. Der Blutdruck ist mit 115/80 mmHg normwertig. Die Pulsfrequenz beträgt 120/Min. Die initiale O_2-Sättigung beträgt 78 %. Frau L. berichtet, dass sie vor 10 Tagen eine Knie-TEP-OP rechts hatte. Bei der körperlichen Untersuchung zeigt sich eine leichte Zyanose. Auskultatorisch ist die Lunge frei. Über dem Herzen hört man ein **hochfrequentes holosystolisches bandförmiges Geräusch** über dem **4. ICR parasternal**. Unterschenkelödeme bestehen keine. Im EKG lässt sich ein S1Q3-Typ dokumentieren. Es besteht eine Sinustachykardie ohne signifikanten Endstreckenveränderungen.

Echokardiographisch lässt sich ein vergrößerter rechter Ventrikel und ein vergrößertes rechtes Atrium darstellen. Zusätzlich zeigt sich eine paradoxe Ventrikelseptumbewegung und eine Trikuspidalklappeninsuffizienz II-III° mit einem systolischen Druck von 90 mmHg. Der Blutdruck fällt bei den nächsten Messungen auf einen Wert von 80/50 mmHg ab und die Patientin fällt in den Schock. Daraufhin erfolgt die Einleitung einer sofortigen Lysetherapie. Es kommt zur Stabilisierung der Patientin nach Therapie der akuten Lungenembolie.

Ventrikelseptumdefekt (VSD)

Ein Ventrikelseptumdefekt (VSD) ist ein Defekt in der Herzscheidewand des Ventrikels mit Shunt (meistens von linksventrikulär nach rechtsventrikulär). Abhängig von der Lage unterscheidet man verschiedene Varianten (perimembranös; muskulär; AV-Kanal-Typ; Doubly committed VSD „Öffnung unterhalb der Aorten- und Pulmonalklappe"). Die Klinik ist abhängig vom Ausmaß des VSD. Die meisten VSDs werden schon im Kindesalter gefunden und ggf. operativ versorgt. Viele VSDs verschließen sich noch im Kindesalter spontan. Insofern findet man im Erwachsenenalter häufig nur kleine Ventrikelseptumdefekte. Bei kleinen und mittelgroßen Defekten kommt es nicht zu einer Volumenbelastung des rechten Ventrikels. Hier ist der Shunt von linksventrikulär nach rechtsventrikulär verlaufend. Bei großen VSDs besteht zunächst eine rechtsventrikuläre Volumen- und Druckbelastung. Im Verlauf kommt es dann zu einer Shuntumkehr (von rechtsventrikuläre nach linksventrikulär) mit entsprechender Klinik (Zyanose, Dyspnoe, Rechtsherzinsuffizienz, Synkopen und Rhythmusstörungen).

- **Epidemiologie**

Der Ventrikelseptumdefekt ist der häufigste isolierte angeborene Herzfehler (ca. 30–35 % aller angeborenen Herzfehler). Die geschlechtliche Verteilung ist gleich (1:1). In etwa 50 % der Fälle kommt es zu Begleitfehlbildungen. Bis zum 2. Lebensjahr verschließen sich ca. 40–50 % der VSD spontan selbst. Noch bis zum 10. Lebensjahr kann es zu einem Spontanverschluss des VSD kommen.

- **Auskultation (**◘ Abb. 2.15, ◘ Abb. 2.16**)**

Die Auskultation erfolgt im 3./4. ICR links parasternal. Der kleine bis mittelgroße VSD zeigt in der Auskultation ein **raues, meist lautes Holosystolikum (Pressstrahlgeräusch) im 3. oder 4. ICR links parasternal.**

◘ **Abb. 2.15** Hörbeispiel 2.15: VDS groß (https://doi.org/10.1007/000-0f3)

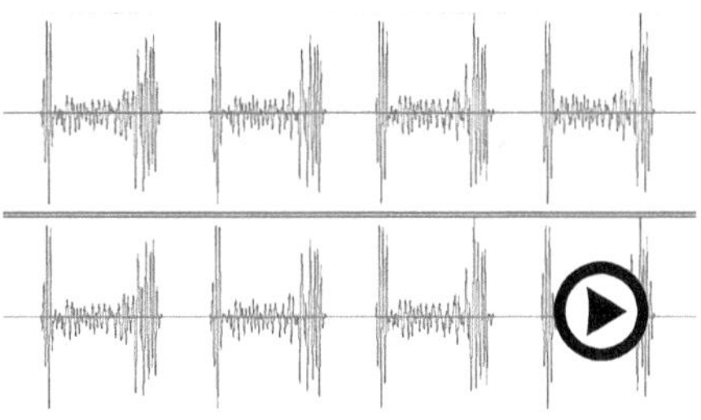

◘ **Abb. 2.16** Hörbeispiel 2.16: VSD klein (https://doi.org/10.1007/000-0f4)

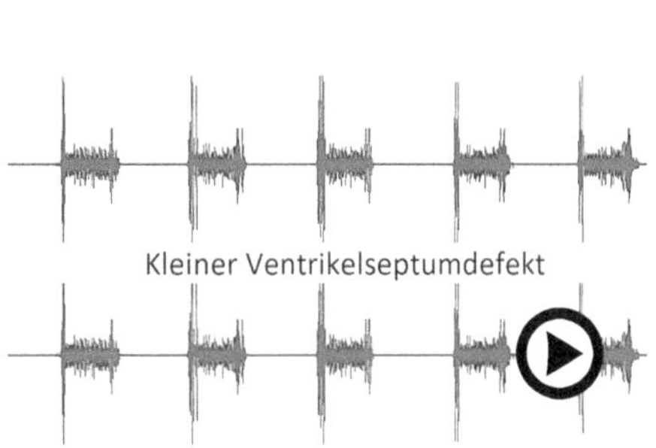

> ❯ **Mit zunehmender Größe des VSD wird das Geräusch leiser.**

Beim **Eisenmenger-Syndrom** besteht ein Druckausgleich zwischen beiden Ventrikeln, sodass ein Geräusch kaum bis gar nicht zu hören ist, da sich nur wenige Turbulenzen entwickeln. Gelegentlich findet man ein **lautes raues früh- bis mesosystolisches Geräusch**. Dann liegt der VSD nicht im membranösen, sondern im muskulären Anteil des Septums. Bei einem kleinen VSD ist der **2. Herzton häufig gespalten**. Wenn der VSD größer ist (mittelgroß bis groß) ist der **2. Herzton häufig vom Geräusch überdeckt**. Bei mittelgroßen bis großen Ventrikelseptumdefekten ist manchmal auch ein **3. Herzton** abzugrenzen. Liegt ein Eisenmenger-Syndrom vor, verschwindet der 3.Herzton wieder. Aufgrund der pulmonalen Hypertonie entwickelt sich beim Eisenmenger-Syndrom häufig eine Pulmonalinsuffizienz, sodass dann ein decrescendoförmiges Diastolikum (**Graham-Steell-Geräusch**) zu hören ist. Palpatorisch ist ein systolisches Schwirren am linken unteren Sternalrand zu tasten. Der Herzspitzenstoss ist verbreitert und nach unten lateral verlagert. Bei dem Eisenmenger-Syndrom ist eine hebende Pulsation über dem rechten Ventrikel und dessen Ausflusstrakt zu palpieren.

■ **Weitere Symptome**

Die klinischen Symptome sind von der Defektgröße, der Defektlokalisation sowie von den Shuntvolumina abhängig. Zusätzlich spielen die pulmonalen Widerstände eine Rolle. Die kleinen VSDs sind i. d. R. vollständig asymptomatisch. Bei mittelgroßen bis großen VSDs ist eine Leistungsminderung mit Belastungsdyspnoe vorhanden. Außerdem zeigen sich hier rezidivierende pulmonale Infekt sowie Arrhythmien oder eine Herzinsuffizienz. Bei einer Eisenmenger-Reaktion ist eine deutliche Leistungseinschränkung und ausgedehnte Ruhe- und Belastungsdyspnoe zu erwarten. Die Patienten sind zyanotisch. Im Verlauf kommt es zur Rechtsherzinsuffizienz, Hämoptysen, Synkopen und Hirnabszessen.

■ **Differenzialdiagnosen**

Die Aortenklappenstenose ist vom Holosystolikum des VSD abzugrenzen. Ebenso sollte die Mitralklappeninsuffizienz differenzialdiagnostisch ausgeschlossen werden.

■ **4 weitere diagnostische Schritte**

1. **Echokardiographie**: Nachweis der Lokalisation, Größe und Anzahl des VSD; Rechtsherzbelastungszeichen, pulmonalen Hypertonie; Shuntrichtung
2. **Transösophageale Echokardiographie**: Lokalisation des VSD und Therapievorbereitung
3. **EKG**:
    - kleiner VSD: keine Veränderungen; mittelgroßer bis großer VSD: Steil- bis Linkstyp; Linkshypertrophie: p-sinistroatriale
    - Eisenmenger-Syndrom: Rechtshypertrophie; Steil- bis Rechtstyp
4. **Röntgen-Thorax** und Herzkatheteruntersuchung diskutieren

Fallbeispiel

Der 45-jährige Martin P. stellt sich bei seinem Hausarzt wegen Husten mit Fieber und gelblichem Auswurf vor. Vorerkrankungen bestehen keine. Herr P. ist sind gut belastbar und vollständig beschwerdefrei. Bei der Auskultation über den Lungen zeigen sich keine Rasselgeräusche. Allerdings hört der Hausarzt im **4. ICR links** ein **raues holosystolisches Geräusch**.

Es zeigt sich eine fieberhafte eitrige Bronchitis. Unter antibiotischer Therapie ist Herr P. rasch beschwerdefrei. Das raue Holosystolikum ist weiterhin auszukultieren. Im EKG zeigt sich ein normfrequenter Sinusrhyhtmus mit Linkslagetyp. Die Zeiten sind im Normbereich. Es bestehen keine Endstreckenveränderungen.

Es erfolgt die Vorstellung bei einem Kardiologen. In der Echokardiographie sind die Herzklappen unauffällig darzustellen. Es besteht eine regelrechte systolische linksventrikuläre Funktion. Allerdings kann man in der Echokardiographie einen kleinen Ventrikelseptumdefekt (membranös) dokumentieren. In der Ergometrie ist Herr P. altersentsprechend ausbelastet worden. Eine weitere Therapie ist aktuell nicht erforderlich.

2.4.2 Diastolische Herzgeräusche

Aortenklappeninsuffizienz

Bei der Aortenklappeninsuffizienz liegt ein unvollständiger Verschluss der Aortenklappe aufgrund von Veränderungen der Klappen, des Klappenrings oder der Aortenwurzel vor. Durch die Insuffizienz kommt es zu einer höheren Volumenbelastung des linken Ventrikels (diastolisches Pendelvolumen), das Schlagvolumen erhöht sich ebenso wie die Blutdruckamplitude und es kommt zu einer exzentrischen Linksherzhypertrophie.

> **Die Aortenklappeninsuffizienz kommt isoliert eher selten vor.**

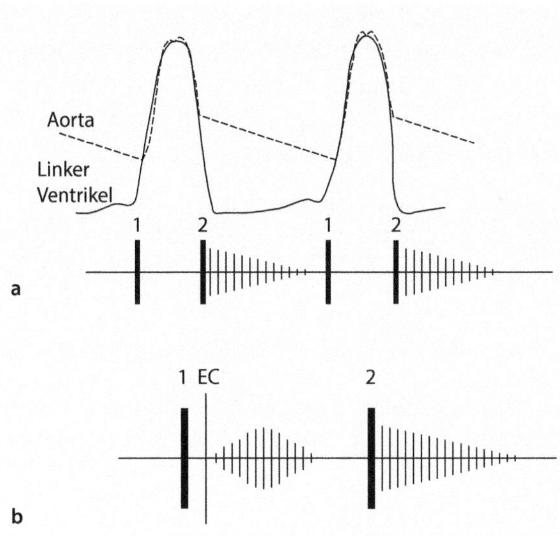

Abb. 2.17a,b   a Das Geräusch der Aorteninsuffizienz beginnt sofort nach dem 2. Ton, da der Gradient zwischen der Aorta und dem linken Ventrikel unmittelbar nach dem Klappenschluss sein Maximum erreicht und danach langsam geringer wird. Es entsteht dadurch ein Sofortgeräusch mit Decrescendocharakter. b Bei ausgeprägter Aorteninsuffizienz sind meistens zusätzlich ein aortaler Ejection click (EC) und ein systolisches Austreibungsgeräusch mit frühem Intensitätsmaximum zu hören. (Aus Röhl 1984)

- ▪ **Epidemiologie**

Die Aortenklappeninsuffizienz ist der zweithäufigste Klappenfehler. Die häufigsten Ursachen sind das rheumatische Fieber, die Dilatation des Aortenbogens, eine bakterielle Endokarditis oder eine bikuspide Aortenklappe. Wesentlich seltener kann ein Aneurysma, Lues oder das Marfan-Syndrom Grund sein.

- ▪ **Auskultation (☉ Abb. 2.17, ☉ Abb. 2.18)**

Auskultatorisch lässt sich ein **hauchendes hochfrequentes diastolisches Decrescendogeräusch** (also leiser werdendes) mit **Punctum maximum im 2–3. ICR rechts parasternal** oder **3–4. ICR links parasternal** ausmachen. Bei zunehmender Dekompensation kann die Geräuschintensität wieder abnehmen.

> **Die Schwere der Aorteninsuffizienz korreliert besser mit der Dauer des Geräusches als mit der Intensität.**

Das Diastolikum findet sich **nach dem 2. Herzton**. Evtl. lässt sich auch ein spindelförmiges Systolikum ausmachen, da es aufgrund des höheren Schlagvolumens zu einer relativen Aortenstenose kommen kann (▶ Abschn. 2.4.1.1). Ferner kann es ggf. durch Behinderung des vorderen Mitralsegels zu einem spätdiastolischen Geräusch (Austin-Flint) kommen. Ein 3. Herzton tritt manchmal aufgrund einer Volumenbelastung des linken Ventrikels auf.

Am besten ist die Aorteninsuffizinz beim sitzenden, nach vornübergebeugten Patienten in maximaler Exspiration auszukultieren.

- ▪ **Palpation**

Es kann zu einer **Pulsation der Halsgefäße** (Corrigan-Zeichen) mit einem **pulssynchronen Kopfnicken** kommen (**Musset-Zeichen**). Ferner deutet ein **sichtbarer Kapillarpuls** bei Druck auf die Fingernägel (**Quincke-Zeichen**) auf eine Insuffizienz hin. Vom sog. Hill-Zeichen wird gesprochen, wenn der systolische Blutdruck an der unteren Extremität > als 60 mmHg als der an der oberen Extremität ist.

Ferner kann ein Pulsus celer et altus vorliegen (**Wasserhammerpuls**).

- ▪ **Weitere Symptome**

Eine chronische Aortenklappeninsuffizienz kann durchaus sehr lange asymptomatisch verlaufen. Zunächst kann es dann zu unspezifischen Symptomen wie Blässe, nachlassende Leistungsfähigkeit. Palpitation und Dyspnoe und zu pulssynchronen Kopfschmerzen kommen.

Eine akute Aortenklappeninsuffizienz kann durch die rasche Dekompensation zu einem Lungenödem führen.

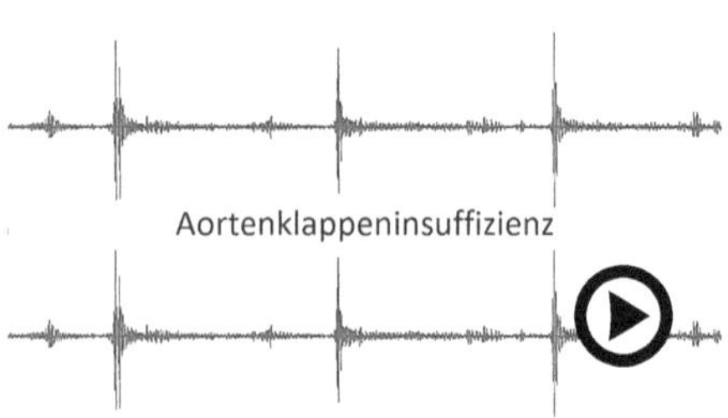

☉ **Abb. 2.18** Hörbeispiel 2.18: Aortenklappeninsuffizienz (https://doi.org/10.1007/000-0f5)

Der Blutdruck zeigt eine sehr hohe Amplitude (der systolische Wert ist erhöht durch das große Schlagvolumen, während der diastolische erniedrigt ist durch den Windkesseleffekt bei Blutrückfluss).

- **Wichtige Differenzialdiagnosen**

Differenzialdiagnostisch muss bei der Aortenklappeninsuffizienz an weitere Erkrankungen gedacht werden, die mit o. g. Symptomen assoziiert sein können.

- Aortenstenose
- Koronare Herzkrankheit
- Kardiomyopathie

> **Bei akuter thorakaler Beschwerdesymptomatik, bei der sich eine ausgeprägte Aortenklappeninsuffizienz zeigt, sollte immer auch an eine Aortendissektion gedacht werden.**

- **4 weiterführende naheliegende diagnostische Schritte**
1. **EKG**: Zeichen einer Linksherzhypertrophie: Sokolow-Index SV1 + RV5/6 ist > 3,5 mV. Linksschenkelblock
2. **Röntgen-Thorax**: Aortal-konfiguriertes Herz mit ausladendem und vergrößertem linkem Ventrikel, sog. Holzschuhform und stark ausgeprägte Herzsilhouette
3. **Echokardiographie**: zeigt mittels Farbdoppler gute Darstellung des Regurgitations-Jets bei Aorteninsuffizienz. Morphologie und Schweregrad der Aortenklappeninsuffiuzienz. Ggf. sollte eine TEE (Transosophageale Echokardiographie) zur weiteren Aortenklappeninsuffizienzklassifizierung erfolgen.
4. **Invasive Diagnostik**: Linksherzkatheter vor operativer Klappenversorgung zum Ausschluß einer koronaren Herzkrankheit, ggf. Bestimmung der Regurgitation

Fallbeispiel

Ein 31-jähriger Patient kommt zu Ihnen und klagt über zunehmende Atemnot und Fieber. Er berichtet, dass er seit Tagen Probleme beim Atmen unter Belastung hätte. Außerdem habe er seit einigen Tagen Schmerzen an der linken Flanke und eine rötliche Färbung im Urin bemerkt. Vom niedergelassenen Hausarzt wurde ambulant unter dem Verdacht einer Harnwegsinfektion eine antimikrobielle Therapie mit Ciprofloxacin begonnen.

Bei der Untersuchung ist der Patient dyspnoisch. Die **Herztöne** sind bei der Auskultation rhythmisch, es lassen sich ein **leichtes hochfrequentes diastolisches Herzgeräusch im 3–4. ICR parasternal links** sowie ein **Systolikum über der Herzspitze** ausmachen. Über der Herzspitze ist ein Schwirren zu palpieren. Ferner wird ein **erhöhter Jugularvenendruck** festgestellt. Auf der Lunge hört man beidseitig mittelblasige Rasselgeräusche. An den unteren Extremitäten zeigen sich diskrete Ödeme.

Im 12-Kanal-Elektrokardiogramm zeigt sich folgender Befund: Sinusrhythmus, Frequenz 80/min, Steiltyp, neg. T in II, III, aVF, V1 – V6. Der Blutdruck beträgt 140/50 mmHg. Im Röntgen-Thorax zeigt sich folgender Befund: Herz breit aufsitzend, flächige Infiltrate beidseits. In der

Echokardiographie sieht man einen deutlich vergrößerten linken Ventrikel mit leichtgradig eingeschränkter Ejektionsfraktion und eine Aortenklappe mit großer echodichter, flottierender Vegetation und einem verbreitertem Insuffizienzjet. Zusammenfassend besteht das Bild einer Aortenklappenendokarditis mit akuter schwerer Aortenklappeninsuffizienz.

Die Befunde deuten auf eine Aortenklappenendokarditis mit akuter schwerer Aortenklappeninsuffizienz sowie eingeschränkter LV-Ejektionsfraktion hin.

Mitralklappenstenose

Die normale Klappenöffnungsfläche der Mitralklappe liegt bei etwa 4–5 cm^2. Bei einer Mitralklappenstenose kommt es zur Einengung der Klappe und infolge dessen auch zur Verkleinerung der Klappenöffnungsfläche. Häufig liegt die Ätiologie bei einer rheumatischen Endokarditis bzw. entzündlichen, fibrosierenden oder verkalkenden Prozessen. Die ersten Symptome können sich durchaus erst bis zu 10 Jahre nach dem Auftreten des rheumatischen Fiebers zeigen. Durch die Stenose kommt es zur geringeren Füllung der linken Kammer und dadurch zu einem verringerten Herzzeitvolumen. Die Folge sind ein erhöhter Druck im linken Vorhof, Lungenstauung, pulmonale Hypertonie, Rechtsherzbelastung ggf. dann im Spätstadium auch Trikuspidalinsuffizienz, Rechtsherzinsuffizienz und ein Rückstau in den Körperkreislauf.

- **Epidemiologie**

Die Mitralklappenstenose zählt zu den häufigsten erworbenen Herzklappenfehlern und betrifft Frauen häufiger als Männer.

- **Perkussion**

Es können anfänglich noch normale **Herzgrenzen** vorhanden sein, die dann im Verlauf verstreichen. In späten Stadien, besonders bei kombiniertem Vitium, besteht eine **Herzvergrößerung**.

- **Auskultation** (◨ Abb. 2.19, ◨ Abb. 2.20)

Es lässt sich ein **paukender 1. Herzton** ausmachen (mit einem **Punctum maximum** über der **Herzspitze**). Ferner hört man (bei Sinusrhythmus) einen **Mitralöffnungston** (MÖT), gefolgt von einem **niederfrequenten decrescendo Diastolikum** und einem **präsystolischen Crescendogeräusch**. Der paukende 1. HT und der MÖT entstehen durch das laute Umschlagen der Mitralsegel, wenn der Druck des linken Ventrikels den des linken Atriums über- bzw. unterschreitet.

> Je kürzer das Intervall zwischen dem 2. HT und Mitralöffnungston und je länger das Diastolikum, desto schwerer die Klappenstenose.

Als Zeichen einer pulmonalen Hypertonie bei relativer Pulmonalklappeninsuffizienz kann es zu einem Descrendodiastolikum (sog. **Graham-Steell-Geräusch**) kommen. Dieses ist häufig schwer von einer Aortenklappeninsuffizienz zu differenzieren.

Die Auskultation sollte in der Linksseitenlage erfolgen.

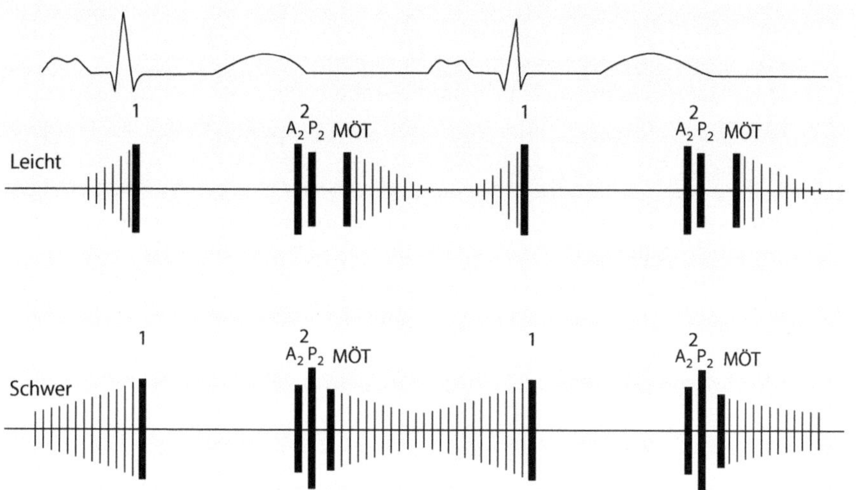

◘ Abb. 2.19 Diastolisches Durchflussgeräusch bei der Mitralstenose. (Aus Röhl 1984)

◘ Abb. 2.20 Hörbeispiel 2.20: Mitralklappenstenose (https://doi.org/10.1007/000-0f6)

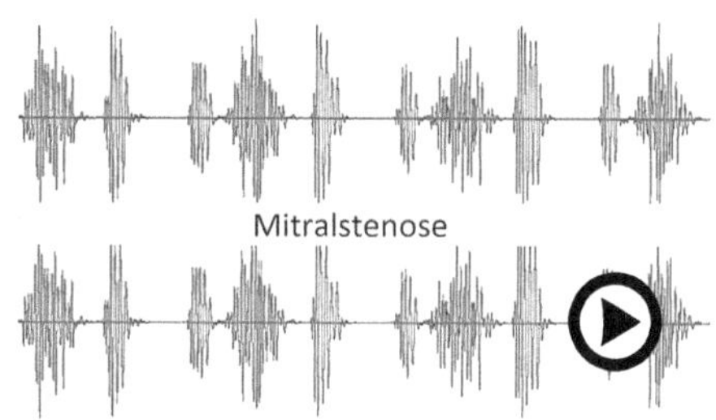

◼ Palpation

Es lässt sich ein nicht **verlagerter Herzspitzenstoß** tasten, evtl. Rechtsherzbelastung mit linksparasternal und epigastrisch verstärkten Pulsationen; gelegentlich paukender 1. Ton und MÖT und diastolische Vibration tastbar.

◼ Weitere Symptome

Es können zunächst unspezifische Symptome, wie Leistungsminderung, pektanginöse Beschwerden und Palpitationen auftreten. Ferner können Belastungs- und Ruhedyspnoe, nächtlicher Husten (Asthma cardiale), Arrhythmien (vor allem Vorhofflimmern), die sog. Facies mitralis (rötlich-zyanotische Wangen) und Stauungen im Halsbereich sowie an Leber und Niere richtungsweisende Symptome sein.

◼ Wichtige Differenzialdiagnosen

- Aortenklappenstenose
- Tachykarde Herzrhythmusstörungen anderer Genese
- Hypertensive Herzerkrankung
- Auskultatatorisch sollte eine Aortenklappeninsuffizienz bei Graham-Steel-Geräusch differenziert werden

■ **4 weiterführende naheliegende diagnostische Schritte**

1. **EKG**: Belastung des linken Vorhofs (P-mitrale) und Rechtsherzbelastung (Steil-/Rechtstyp, Sokolow-Lyon-Index), evtl. Vorhofflimmern
2. **Tranthorakale/-ösophageale Echokardiographie**: fibrotische Verdickung und Verkalkung, Doming des Mitralsegels, Abnahme der frühdiastolischen Klappenverschlussgeschwindigkeit, Quantifizierung und Klassifikation (Schweregrad) der Mitralstenose: Durch Bestimmung des mittleren und maximalen Druckgradienten über der Klappe und der Mitralklappenöffnungsfläche, evtl. Nachweis eines Refluxes bei Insuffizienz
3. **Röntgen-Thorax**: Das Herz zeigt eine sog. stehende Eiform mit vergrößertem linken Vorhof (Doppelkontur am rechten Herzrand, verstrichene Herztaille) und ggf. Kerley-B-Linien in den Unterfeldern als Zeichen einer Lungenstauung.
4. **Rechts**-/Linksherzkatheter: erhöhte pulmonalarterielle Drücke, Bestimmung des diastolischen Druckgradienten über der Klappe und der Klappenöffnungsfläche

Fallbeispiel

Die 16-jährige Gymnasialschülerin Isabel N. litt in der Kindheit gehäuft unter Mandelentzündungen und wurde daher mit neun Jahren tonsillektomiert. Die Eltern gaben an, sie sei „schon immer" weniger belastbar gewesen als gleichaltrige Mädchen. Nach körperlicher Belastung ist sie immer besonders „aus der Puste".

Bei der Untersuchung lässt sich ein **paukender 1. Herzton** ausmachen (mit einem **Punctum maximum** über der **Herzspitze**). Ferner hört man einen **Mitralöffnungston** (MÖT). Zusätzlich lässt sich ein niederfrequentes Decresendo-Diastolikum über der Herzspitze auskultieren. Das Echo zeigt den typischen Befund einer Mitralklappenstenose mit vergrößertem linken Vorhof, eingeschränkter Öffnungsfähigkeit der Mitralklappe und normal großem linken Ventrikel. Außerdem besteht der Verdacht auf Thromben im linken Vorhof, der sich mittels TEE eindeutig bestätigen lässt. Es handelt sich um eine rheumatische Mitralstenose Grad II-III.

Trikuspidalklappenstenose

Eine Trikuspidalklappenstenose ist selten und entsteht meist sekundär durch rheumatisches Fieber, Tumore und Thromben. Seltener sind ein systemischer Lupus erythematodes, das Karzinoidsyndrom, ein rechtsatriales Myxom sowie eine lokalisierte konstriktive Perikarditis die Ursache. In manchen Fällen ist sie auch assoziiert mit dem Libman-Sachs-Syndrom. Angeborene Trikuspidalklappenstenosen entstehen durch eine Adhäsion der Schließungsränder und treten dann meistens zusammen mit einer Pulmonalklappenatresie und mit einer Hypoplasie der rechten Herzkammer auf. Eine isolierte Trikuspidalklappenstenose ist extrem selten.

❯ **Das rheumatische Fieber beleckt die Gelenke und beißt das Herz.**

■ **Epidemiologie**

Da die Trikuspidalklappenstenose nur selten solitär auftritt, gibt es nur wenige epidemiologische Daten. Die Gesamtprävalenz der rheumatischen Herzerkrankung (die auch hier meist zugrunde liegt) liegt bei ca. 15 Millionen (von 2004). In Ländern mit schlechter medizinischer Versorgung ist die Inzidenz des rheumatischen Fiebers immer noch sehr hoch (Entwicklungsländer 12–65 % aller kardiovaskulären Hospitalisierungen, 2–10% aller Krankenhausaufenthalte).

- **Perkussion**

Es kommt zu einer **Verbreiterung der Herzsilhouette nach rechts.**

- **Auskultation**

Bei der Auskultation, die schwierig sein kann, hört man mit dem Stethoskop typische niederfrequente diastolische Geräusche **parasternal im 4. ICR links.** Zusätzlich hört man einen lauten ersten Herzton (**Trikuspidalöffnungston**). Man hört ein **Rumpeln in der Mitte der Diastole** mit präsystolischer Akzentuierung. Da die Trikuspidalklappenstenose meistens mit einer Aortenklappenstenose oder Mitralklappenstenose auftritt, werden die Auskultationsgeräusche von den dominierenden Herzklappenfehlern überlagert.

> **Tipps und Tricks**
>
> Das Diastolikum wird lauter und länger, wenn der venöse Rückfluss erhöht wird (Belastung, Einatmung, Beine anheben, Müller-Manöver), und weicher und kürzer bei Reduzierung des Rückflusses (Stehen, Valsalva-Manöver).

- **Palpation**

Meist überlagert das Mitralvitium, das häufig begleitend auftritt, und prägt den Palpationsbefund. Isoliert tritt eine Trikuspidalstenose nur sehr selten auf. Es zeigt sich eine venöse Einflussstauung mit gestauten Halsvenen.

- **Weitere Symptome**

Die Trikuspidalklappenstenose verursacht Dyspnoe, Zyanose und andere Symptome der Rechtsherzinsuffizienz. Im Vordergrund stehen periphere Ödeme mit Leberstauung und Aszites. Als Folge des reduzierten Herzminutenvolumens kommt es zur Verminderung der körperlichen Leistungsfähigkeit. Es kann zur Bildung von Thromben und zu Vorhofflimmern kommen. Häufig wird das klinische Bild von den begleitenden Vitien (Mitralklappenstenose, Aortenklappenstenose) überlagert. Deshalb sind Zeichen einer Rechtsherzinsuffizienz bei Aortenklappenstenose und Mitralklappenstenose Hinweise für eine Trikuspidalklappenstenose.

- **Wichtige Differenzialdiagnosen**

- rechtsatriale Raumforderungen (Myxome oder Thromben)
- Pericarditis constrictiva

- **4 weiterführende naheliegende diagnostische Schritte**
1. **EKG:** Im EKG zeichnet sich die Stenose durch hohe und spitze P-Wellen (P-pulmonale, P-dextroatriale, P-dextrokardiale), durch eine PQ-Strecken-Verlängerung und durch eine rechtsatriale Hypertrophie aus.

2. **Echokardiographie**: Morphologie des Trikuspidalklappenapparates; Schweregrad der Trikuspidalklappenstenose im Doppler; Ejektionsfraktion des rechten Vorhofs. Das Herzzeitvolumen sinkt.
3. **Röntgen-Thorax**: Die Röntgen-Thorax-Aufnahme zeigt eine Erweiterung des rechten Vorhofs. Es kommt weder zur rechtsventrikulären Hypertrophie noch zur Rechtsherzüberlastung, auch nicht zur Lungenstauung.
4. **Rechtsherzkatheteruntersuchung**: Druckgradientenbestimmung in der rechten Herzhälfte (ggf. zur Ergänzung der Echokardiographie)

2.4.3 Myokarditis

Eine Myokarditis ist eine Erkrankung des Herzmuskels, die durch Infektionserreger, zahlreiche Medikamente und toxische Substanzen oder im Rahmen von Autoimmunerkrankungen auftreten kann. Bei einem akuten Geschehen sind meistens infektiöse Erreger für die Entzündung verantwortlich (in den westlichen Industrieländern insbesondere Viren, in Entwicklungsländern oftmals auch Bakterien, Protozoen oder Pilze). Gelingt es dem Immunsystem nicht frühzeitig die Erreger zu eliminieren, entwickelt sich eine chronische Infektion.

- **Epidemiologie**

Aufgrund der uncharakteristischen Beschwerdesymptomatik und ihrer klinisch nicht unterscheidbaren ätiologischen Faktoren ist die Prävalenz infektiöser und nichtinfektiöser Ursachen der Myokarditis nicht bekannt.

- **Auskultation**

Wenn die Entzündung auf die Klappen übergreift, kann es – je nach befallener Klappe (s. o.) – zu **krankhaften Herzgeräuschen** kommen. Ist auch der Herzbeutel befallen (Perikarditis), kann ein typisches **Reibegeräusch** auftreten, das auch als **herzschlagsynchrones Lederknarren** oder mit Tritten auf frisch gefallenem Schnee bezeichnet wird.

- **Palpation**

Ggf. kommt es zu einem **arrhythmischen Puls**.

- **Weitere Symptome**

Myokarditiden können klinisch zunächst stumm verlaufen oder wie ein Myokardinfarkt mit plötzlich einsetzender Angina pectoris aussehen. In den meisten Fällen liegt Müdigkeit mit einem Leistungsknick sowie tachykarde Ryhthmusstörungen vor. Innerhalb von Tagen kann sich eine Herzinsuffizienz entwickeln. In einigen Fällen ist ein fieberhafter Infekt vorausgegangen.

- **Wichtige Differenzialdiagnosen**
  - Akuter Myokardinfarkt
  - Tachyarrhythmia absoluta bei Vorhofflimmern

■ Dilatative Kardiomyopathie
■ Herzinsuffizienz anderer Genese

4 weiterführende naheliegende diagnostische Schritte
1. **EKG**: „infarktähnliche" EKG-Veränderungen
2. **Echokardiographie**: Nachweis eines Perikardergusses; eingeschränkte linksventrikuläre Funktion; Beurteilung der Herzklappen
3. **Kardio-MRT**: Spezielle Sequenzen können in der frühen Phase ein Ödem (Wasseransammlung), regionale Veränderungen der Herzmuskeldurchblutung oder schon die Durchlässigkeit des Gewebes für MR-Kontrastmittel (LE: late-enhancement) zeigen.
4. **Labor**: positives Troponin, erhöhtes NT-pro-BNP, BSG, CRP
   (Biopsie: Die Gewebeproben sollten nur in Einrichtungen untersucht werden, die eine vollständige molekularbiologische Virus- und Entzündungsdiagnostik anbieten. Der Probenversandt ist in speziellen Medien problemlos möglich. Es erfolgt eine molekularbiologische Erregerdiagnostik mittels Polymerase-Kettenrektion (nPCR). Akute, latente und im Myokard aktiv replizierende Infektionen können durch parallele Untersuchungen der Blutkompartimente (periphere Zellen, Plasma, Serum) und Nachweis einer transkriptionellen Aktivität unterschieden werden.)

Fallbeispiel
Der 35-jährige Peter M. stellt sich mit thorakalen Beschwerden in der Inneren Aufnahme vor. Im EKG zeigen sich ST-Strecken-Hebungen in II.III, aVF und V1-V6. Der Blutdruck beträgt 140/90 mmHg. Die Pulsfrequenz ist 98/Min. Herr M. hat einen bekannten medikamentös eingestellten arteriellen Hypertonus. An kardiovaskulären Risikofaktoren ist eine positive Familienanamnese (Vater hatte einen Herzinfarkt mit 54 Jahren), eine Hyperlipidämie, ein Nikotinabusus (ca. 40 pack-years) und eine Adipositas (175 cm, 115 kg) bekannt. Bei der körperlichen Untersuchung ist über den Lungen ein **vesikuläres Atemgeräusch** zu hören. Über dem Herzen ist ein **Perikardreiben** zu eruieren. Der Bauch ist weich und hat eine regelrechte Peristaltik. Unterschenkelödeme bestehen nicht. Die Pulse sind seitengleich tastbar. Die Haut des Patienten fühlt sich warm an. Es zeigt sich eine erhöhte Körpertemperatur mit 38,0°C. Anamnestisch berichtet der Patient, dass er gerade einen Infekt der oberen Atemwege durchgemacht habe. Seitdem fühle er sich schlapp und müde. Echokardiographisch zeigt sich eine mittelgradig eingeschränkte linksventrikuläre Funktion ohne regionale Hypokinesie. Die Herzklappen zeigen keine Pathologika. Allerdings zeigt sich ein zirkumferenter Perikarderguss von 14 mm. In der Zusammenschau der Befunde ist von einer akuten Myokarditis auszugehen. Aufgrund des ausgeprägten kardiovaskulären Risikoprofils und der eingeschränkten linksventrikulären Funktion erfolgt im Verlauf eine Koronarangiographie, bei der eine koronare Herzkrankheit ausgeschlossen werden kann. Nach Einleitung einer Herzinsuffizienztherapie kommt es zur Normalisierung der linksventrikulären Funktion. Auch der Perikarderguss zeigt sich rückläufig.

2.4.4 Kardiomyopathien

Die WHO definiert Kardiomyopathien als Krankheiten des Myokards, die mit einer kardialen Funktionsstörung einhergehen, aber nicht durch angeborene Herzfehler, Herzklappenfehler, Koronarsklerose oder Entzündung bedingt sind. Man unterscheidet in:
- dilatative Kardiomypathien (DCM)
- hypertrophe Kardiomyopathien (HCM)
- restriktive Kardiomyopathien (RCM)
- arrhythmogene rechtsventrikuläre Kardiomyopathie (ARVCM)

Die HCM ist eine diastolische Dehnbarkeitsstörung des verdickten Herzmuskels. Sie findet sich bei bis zu 0,2 % der Bevölkerung und ist eine der häufigsten Todesursachen bei jungen Leistungssportlern. In mehr als der Hälfte der Fälle tritt eine HCM familiär auf.

▪ Epidemiologie

Die Häufigkeit der hypertrophen Kardiomyopathie (HCM) wird auf einen Erkrankungsfall pro 500–1000 Menschen aus der Bevölkerung geschätzt.

▪ Perkussion

Die Perkussion ist meist unauffällig.

▪ Auskultation

Die Auskultation kann unauffällig sein. Am Ende der Diastole kommt es ggf. durch Kontraktion des Vorhofs zu einem **dritten Herzton**, wodurch man **einen Galopprhythmus** wahrnimmt. Aufgrund der Vorhofbelastung kann gelegentlich ein 4. Herzton gehört werden (◘ Abb. 2.7). Bei der HOCM kann aufgrund der Obstruktion und der dadurch bedingten Mitralinsuffizienz i. d. R. ein **Systolikum** auskultierbar sein.

▪ Palpation

Ggf. kommt es zu einem **irregulären Puls**. Die Pulsamplitude ist eher klein.

▪ Weitere Symptome

Myokarditiden können klinisch unauffällig sein. Auftretende Symptome können Dyspnoe, pektanginöse Beschwerden unter Belastung, Schwindel, Palpitationen, Synkopen sein. Bei der HCM kann es auch zum plötzlichen Herztod kommen (s. o.).

▪ Wichtige Differenzialdiagnosen

- Chronische Myokarditis

▪ 4 weiterführende naheliegende diagnostische Schritte

1. **EKG**: Bei 75 bis 95 Prozent linksventrikuläre Hypertrophie. 25 Prozent weisen einen linksanterioren Hemiblock oder einen Linksschenkelblock auf. Typisch ist die Konfiguration von Hypervoltage und tief gleichschenkligen T-Wellen bei der HCM beziehungsweise „pseudo-Infarkt-Q-Zacken" bei der HCM.

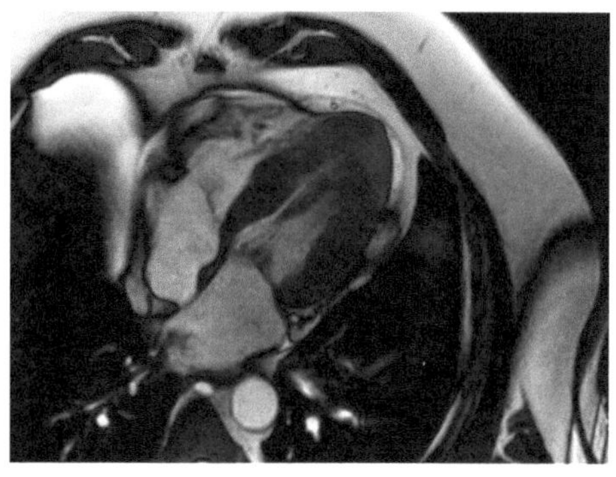

◘ Abb. 2.21 HCM mit hypertrophiertem Myokard des linken Ventrikels. (Aus Kahl-Scholz, Vockelmann 2017)

2. **Echokardiographie**: Auch hier ist die Echokardiographie das erste Mittel der Wahl. Neben der Myokardhypertrophie lässt sich die eingeschränkte linksventrikuläre Funktion nachweisen. Die HCM zeigt eine anteriore Bewegung des vorderen Mitralklappensegels in der Systole, sog. SAM-Phänomen („systolic anterior movement").
3. **Konventionelles Röntgen**: Das konventionelle Röntgen kann eine angehobene linke Herzkontur als indirektes Zeichen der Hypertrophie aufweisen (◘ Abb. 2.21). Erst bei fortgeschrittener Erkrankung zeigt sich ein vergrößerter Herzschatten und Zeichen der Herzinsuffizienz.
4. **Belastungstest**: Bei HCM sollte die objektive Belastbarkeit mittels Spiroergometrie überprüft werden.

2.4.5 Gefäßsystem

Zu den wesentlichen Pulsqualitäten und den damit verbundenen Ableitungen siehe ▶ Abschn. 2.2.3.

Tipps und Tricks

Immer im Seitenvergleich auskultieren! So lassen sich auffällige Geräusche eher abgrenzen.

▪ Karotisstenose

Eine Karotisstenose kann asymptomatisch verlaufen und wird meist im Rahmen einer Routineuntersuchung festgestellt.
Symptome treten ab dem Stadium II–IV auf. Hierzu zählen:
- Zeichen für einen zerebralen Insult
  - Doppelbildsehen
  - Sprach-, Schluck-, Hörstörungen
  - Sehfeldausfälle
  - Lähmung der Extremitäten
- Drehschwindelanfälle

- **Femoralisstenose**

Im Rahmen der pAVK kann es auch hier zu Verschlüssen kommen.

- **Allgemeine Auffälligkeiten**

Strömungsgeräusche können Hinweis sein auf Stenosen, aber auch Aneurysmata.

> **Ein leiser werdendes Geräusch ist nicht zwangsläufig Zeichen der Besserung, sondern kann im Gegenteil einen zunehmenden Verschluss anzeigen!**

2.5 Besonderheiten im Kindesalter

Die Untersuchung des Herzens orientiert sich im Kindesalter an ähnlichen Prinzipien, wie sie oben für Erwachsene vorgestellt wurden. Bei wenig kooperativen Säuglingen oder Kleinkindern ist es oft hilfreich, die Auskultation auf dem Schoß der Eltern durchzuführen und die Kinder abzulenken.

Für die unterschiedlichen Altersgruppen stehen in der Pädiatrie entsprechend große bzw. kleine Stethoskope zur Verfügung (◘ Abb. 2.22).

2.5.1 Akzidentelle Herzgeräusche bei Kindern

Zu den häufigsten kinderkardiologischen Fragestellungen zählt die Abklärung eines Herzgeräusches. Bei der Mehrzahl der Fälle handelt es sich hierbei um akzidentelle Herzgeräusche, die bei mehr als der Hälfte aller herzgesunden Kinder im Laufe der Entwicklung auftreten. Akzidentelle Herzgeräusche sind ein harmloses Phänomen und fallen meist als Zufallsbefund im Rahmen von Routineuntersuchungen auf, ohne dass eine pathologische Anomalie des Herz-Kreislauf-Systems zugrunde liegt. Es gibt verschiedene Arten von akzidentellen Herzgeräuschen, die durch ihren Klangcharakter und ihre Lokalisation charakterisiert werden. In den einzelnen Altersgruppen treten unterschiedliche akzidentelle Herzgeräusche auf. Eine Übersicht über akzidentelle Herzgeräusche im Kindesalter bietet ◘ Tab. 2.4.

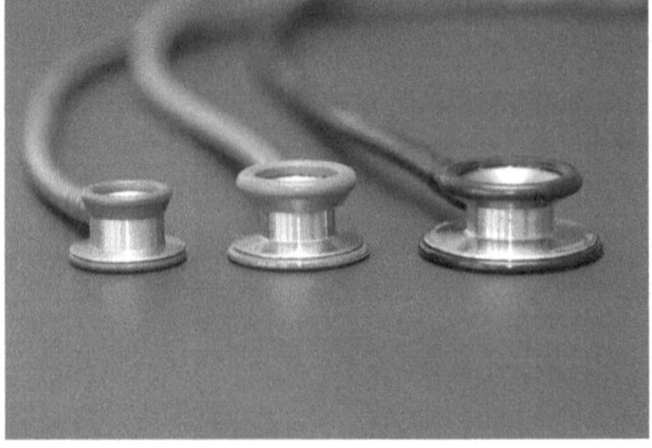

◘ **Abb. 2.22** Stethoskope für Neugeborene, Säuglinge und Kleinkinder sowie Jugendliche bzw. Erwachsene (von links nach rechts)

◘ Tab. 2.4 Übersicht über akzidentelle Herzgeräusche im Kindesalter

Herzgeräusch	Klang	Punctum maximum	Entstehungsmechanismus	Anmerkung
Neugeborene/Säuglinge				
Strömungsgeräusch der Pulmonalarterienbifurkation	Raues Systolikum, 1-2/6 laut	2. ICR links und rechts parasternal, Fortleitung in den Thorax	Hypoplastische Pulmonalarterienäste in der Neonatalperiode	Mit dem Wachstum der Pulmonalarterienäste verschwindet das Geräusch in den ersten Lebensmonaten.
Kleinkinder				
Still-Geräusch	„Musikalisches" Systolikum, max. 2-3/6 laut	3.-5. ICR links parasternal	Unklar, früher wurden aberrante Sehnenfäden im linken Ventrikel als ursächlich vermutet.	Im Liegen meist am lautesten, wird beim Aufrichten leiser.
Nonnensausen	Kontinuierliches systolisch-diastolisches Geräusch (diastolisch lauter als systolisch), weicher Klang, 1-3/6 laut	Supra- und/oder infraklavikulär, meist rechts	Venöses Strömungsgeräusch	Geräusch verschwindet bei Kopfwendung, Zunahme der Lautstärke bei der Inspiration. Differenzialdiagnosen: Persistierender Ductus arteriosus, arteriovenöse Fistel, aortopulmonale Fistel
Schulkinder/Jugendliche				
Pulmonalarterienströmungsgeräusch	Raues Systolikum, 1-3/6 laut	2. ICR links parasternal	Vermutlich Vibrationen des Pulmonalarterienstammes	Teilweise auch schon bei Kleinkindern zu auskultieren. Differenzialdiagnose: Pulmonalstenose
Supraklavikuläres akzidentelles Geräusch (carotid bruit)	Raues Systolikum, 1-2/6 laut	Supraklavikulär, Jugulum	Vermutlich Flussturbulenzen an den Abgängen der Aortenbogengefäße	Differenzialdiagnose: Aortenstenose

> **Akzidentelle Herzgeräusche sind nicht lauter als 3/6.**
> - Lässt sich ein Schwirren palpieren, liegt kein akzidentelles Herzgeräusch vor.
> - Ein akzidentelles Herzgeräusch ist niemals diastolisch.

2.5.2 Funktionelle Herzgeräusche bei Kindern

Bei funktionellen Herzgeräuschen handelt es sich um Strömungsphänomene, die als Folge eines gesteigerten Herzzeitvolumens entstehen. Aufgrund des gesteigerten Herzzeitvolumens resultieren an den Herzklappen Flussbeschleunigungen und -turbulenzen, die als systolische Herzgeräusche zu auskultieren sind.

Typische Ursachen bei Kindern sind:

- Fieber
- Anämie
- Hyperthyreose

2.5.3 Organische Herzgeräusche bei Kindern

Organische Herzgeräusche entstehen durch Klappendysfunktionen (Stenosen, Insuffizienzen), Gefäßstenosen oder pathologische Shunts (Septumdefekte, arteriovenöse Shunts etc.).

Eine Übersicht über wegweisende Auskultationsbefunde bei häufigen angeborenen Herzfehlern gibt ◨ Tab. 2.5.

Die Wahrscheinlichkeit, dass einem Herzgeräusch eine Pathologie des Herzkreislaufsystems zugrunde liegt, ist bei Neugeborenen am höchsten. Dies gilt insbesondere, wenn zusätzliche kardiale Symptome vorliegen, zum Beispiel:

- Zyanose
- Herzinsuffizienzzeichen (Tachypnoe, vermehrtes Schwitzen, Gedeihstörung, Hepatomegalie, blass-gräuliches Hautkolorit)
- fehlende bzw. abgeschwächte Leistenpulse (→ Aortenisthmusstenose)
- auffällige Herztöne (fixiert gespaltener zweiter Herzton, paukender zweiter Herzton, singulärer zweiter Herzton)

In der Neonatalperiode sind einige Besonderheiten bei der Beurteilung des Herzkreislaufsystems zu beachten, die auf die postpartale Umstellung des fetalen Kreislaufs zurückzuführen sind

- Kritische Herzfehler können demaskiert sein, bis sich im Rahmen der postnatalen Kreislaufumstellung der Ductus arteriosus verschließt.
- Bei Shunt-Vitien (großer VSD, AV-Kanal etc.) ist die Lunge in der ersten Zeit nach der Geburt noch vor einer Überflutung geschützt, da der Lungengefäßwiderstand noch erhöht ist. Die betroffenen Kinder werden daher erst später (z. B. mit 4 bis 6 Wochen) symptomatisch, wenn das Shuntvolumen mit abnehmendem Lungengefäßwiderstand zunimmt.

Tab. 2.5 Ausgewählte angeborene Herzfehler und charakteristische Auskultationsbefunde

Herzfehler	Herzgeräusch	Leitsymptom	Anmerkung
Persistierender Ductus arteriosus	Bei Neugeborenen 2-3/6 lautes Systolikum, später 2-4/6 lautes kontinuierliches systolisch-diastolisches „Maschinengeräusch" mit p. m. im 2. ICR links parasternal. Bei einem sehr kleinen persistierenden Ductus arteriosus kann ein Herzgeräusch auch fehlen (sog. silenter Ductus)	Pulsus celer et altus, bei großem Shunt langfristig pulmonale Überflutung, Herzinsuffizienz und ggf. pulmonale Hypertonie. Häufig bei Frühgeborenen.	Bei Kindern jenseits der Neonatalperiode übersteigt der Druck in der Aorta den Druck in der Pulmonalarterie in der Systole und Diastole. Daher resultieren ein kontinuierlicher Shunt und entsprechend ein kontinuierliches systolisch-diastolisches Geräusch. In den ersten Wochen nach der Geburt ist der Lungengefäßwinderstand noch so hoch, dass der Druck in der Aorta nur während der Systole den Pulmonalarterien-Druck überschreitet, so dass das Herzgeräusch nur systolisch zu hören ist.
Aortenisthmusstenose	1-3/6 lautes Systolikum mit p.m. zwischen den Schulterblättern (Bei der kritischen Aortenisthmusstenose kann beim Neugeborenen ein typisches Geräusch fehlen.)	Abgeschwächte oder fehlende Leistenpulse, Blutdruckgradient zwischen oberer und unterer Körperhälfte mit arterieller Hypertonie der oberen Körperhälfte. Bei einer kritischen Aortenisthmusstenose im Neugeborenenalter akute kardiale Dekompensation (sepsisähnliches Krankheitsbild).	
Hämodynamisch relevanter Vorhofseptumdefekt	2-3/6 lautes Systolikum mit p.m. im 2. ICR links, fixiert gespaltener 2. Herzton	Im Kindesalter meist asymptomatisch, evtl. Neigung zu Atemwegsinfekten	Das Herzgeräusch entspricht einer relativen Pulmonalstenose. Infolge des vermehrten Blutflusses im Lungenkreislauf ist die eigentlich normal große Pulmonalklappe relativ gesehen zu eng. Der Defekt selbst verursacht kein Herzgeräusch. Aufgrund des gesteigerten Schlagvolumens im rechten Ventrikel schließt die Pulmonalklappe hörbar später als die Aortenklappe (fixierte Spaltung des 2. Herztones).

Tab. 2.5 (Fortsetzung)

Herzfehler	Herzgeräusch	Leitsymptom	Anmerkung
Kleiner, hämodynamisch nicht relevanter VSD	2-3/6 lautes hochfrequentes Systolikum mit p.m. im 3./4. ICR links parasternal	Abgesehen von dem Herzgeräusch asymptomatisch („Viel Lärm um nichts"), meist Spontanverschluss im Verlauf	Das Herzgeräusch wird mit dem Abfall des Lungengefäßwiderstandes in den ersten lauter.
Mittelgroßer VSD ohne pulmonale Hypertension	Raues 3-4/6 lautes Systolikum („Pressstrahlsystolikum") mit p.m. im 3./4. ICR links parasternal	Evtl. Gedeihstörung, Neigung zu Atemwegsinfekten, Herzinsuffizienzsymptome	Das Herzgeräusch wird mit dem Abfall des Lungengefäßwiderstandes in den ersten Tagen lauter.
Großer VSD mit pulmonaler Hypertonie	1-3/6 lautes Systolikum mit p.m. im 3./4. ICR links parasternal, betonter 2. Herzton	Herzinsuffizienzsymptome, im Langzeitverlauf Eisenmenger-Reaktion (Shunt-Umkehr mit Zyanose)	
Kompletter atrioventrikuärer Septumdefekt („AV-Kanal") mit pulmonaler Hypertonie	2-3/6 lautes Systolikum mit p.m. im 3. ICR links, betonter 2. Herzton	Assoziation mit Trisomie 21, Herzinsuffizienzsymptome, im Langzeitverlauf Eisenmenger-Reaktion (Shunt-Umkehr mit Zyanose), überdrehter Linkstyp im EKG	
Fallot'sche Tetralogie	2-4/6 lautes Systolikum mit p.m. im 2./3. ICR links parasternal mit Fortleitung in den Thorax	Zyanose (Ausprägung in Abhängigkeit vom Schweregrad der Pulmonalstenose)	
D-Transposition der großen Arterien (d-TGA)	Ein wegweisendes Herzgeräusch kann fehlen, evtl. 1-2/6 lautes Systolikum mit p. m. im 2. ICR links (Ausdruck einer relativen Pulmonalstenose bei vermehrter Lungendurchblutung)	Zyanotisches Neugeborenes, radiologisch schmales oberes Mediastinum	

■ Der erhöhte Lungengefäßwiderstand wirkt sich auch auf Auskultationsbefunde aus. Aufgrund des hohen Lungengefäßwiderstandes ist der Druck im rechten Ventrikel erhöht, sodass beispielsweise ein VSD-Geräusch in den ersten Lebenstagen weniger deutlich zu hören ist als nach Abfall des Lungengefäßwiderstandes. Mit dem Abfall des Lungengefäßwiderstandes entsteht ein zunehmender Druckgradient zwischen linkem und rechtem Ventrikel, der einen entsprechenden Links-rechts-Shunt und das typische „**Pressstrahlsystolikum**" bedingt.

> Besonders bei Neugeborenen ist zu beachten, dass relevante angeborene Herzfehler auch ohne ein markantes Herzgeräusch vorliegen können.

2.6 Besonderheiten in der Geriatrie

Bei multimorbiden geriatrischen Patienten kann in der klinischen kardialen Untersuchung insbesondere die Auskultation erschwert sein. Einerseits können die Herztöne überlagert sein, z. B. durch bronchiale Rasselgeräusche bei bronchialer Sekretretention, andererseits besteht häufig ein Emphysem, sodass die Herztöne insgesamt nur sehr leise zu hören sind. Das gilt insbesondere für die Auskultation an herzferneren Punkten. Die Auskultation gelingt aber auch bei diesen Patienten zumindest über Erb und der Herzspitze oft in Linksseitenlage, weil sich dabei das Herz näher an die Thoraxwand verlagert. Bei erschwerter Kommunikation z. B. bei Hörminderung oder kognitiven Störungen können meist auch Atemkommandos nicht umgesetzt werden, oft lohnt es sich dann, in einer längeren Auskultation auf Atempausen zu warten. Die längere Auskultation auch unter schwierigen Bedingungen lohnt sich auch deshalb, weil es mit zunehmender Übung meist gelingt, die Herztöne etwas besser herauszuhören. Einschränkungen durch Atemgeräusche bei der Suche nach Fortleitungen von Herzgeräuschen in die Karotiden können oft umgangen werden durch die zusätzliche Auskultation über den Femoralarterien inguinal.

Fallbeispiel

Die 86-jährige Patientin wird nach einem häuslichen Sturz vom RTW zur Aufnahme gebracht. Bei Nachweis einer distalen Radiusfraktur wird sie operiert und auf die alterstraumatologische Station aufgenommen. In der Anamnese berichtet die Patientin von mehreren Stürzen in den letzten Monaten, meist aus dem Stand heraus, ohne dass sie selbst eine Ursache benennen könne, manchmal sei ihr vorher etwas schwindelig gewesen. Ansonsten fühle sie sich insgesamt gut und komme auch in ihrer Wohnung alleine gut zurecht, nur sei sie wegen Bewegungsschmerzen vor allem in beiden Knien nicht mehr so gut beweglich. Einkäufe erledige deshalb ihre Tochter, die zweimal wöchentlich komme und auch für sie putze. Wegen eines hohen Blutdrucks nehme sie seit langem Enalapril 5 mg, wegen der Gelenkschmerzen Paracetamol 4 x 500 mg.

Klinisch wird ein Blutdruck von 130/85 gemessen, bei einer Herzfrequenz von 86/min. In der Auskultation des Herzens imponiert ein 4/6 Spätsystolikum mit punctum maximum über dem Erb-Punkt, der 2. Herzton ist nicht sicher hörbar. Die Auskultation der Karotiden ist wegen Atemüberlagerung schwierig, da die Patientin mit Atemkommandos überfordert wirkt, in der Auskultation der Femoralarterien und auch abdominal ist aber eine deutliche

Fortleitung des Spätsystolikums zu hören. Es bestehen keine peripheren Ödeme, die Auskultation der Lunge ist unauffällig.

Der klinische Verdacht auf eine hochgradige Aortenstenose mit Synkopen kann echokardiographisch bestätigt werden und korrigiert die initiale Vermutung orthostatischer Dysregulationen. Im Sinne einer geriatrischen Oligosymptomatik waren bei der hochaltrigen Patientin typische belastungsassoziierte Beschwerden wie Luftnot beim Treppensteigen oder anderen anstrengenden Tätigkeiten nicht aufgetreten, da aufgrund der Polyarthrose die Bewegungsfähigkeit stark eingeschränkt war.

Die Patientin wird zur weiteren Diagnostik und ggf. Indikationsstellung zum perkutanen Aortenklappenersatz (TAVI) in die Kardiologische Klinik verlegt.

Pneumologie

Michael Gösling und Martina Kahl-Scholz

Elektronisches Zusatzmaterial Die Online-Version für das Kapitel (https://doi.org/10.1007/978-3-662-56153-9_3) enthält Zusatzmaterial, das berechtigten Benutzern zur Verfügung steht. Oder laden Sie sich zum Streamen der Videos die „Springer Multimedia App" aus dem iOS- oder Android-App-Store und scannen Sie die Abbildung, die den „Playbutton" enthält.

© Springer-Verlag GmbH Deutschland, ein Teil von Springer Nature 2018
M. Kahl-Scholz (Hrsg.), *Basisdiagnostik in der Inneren Medizin*, Springer-Lehrbuch,
https://doi.org/10.1007/978-3-662-56153-9_3

Anamnese und körperliche Untersuchung von Patienten mit Dyspnoe können bei ausgeprägter Atemnot nicht immer ausführlich erfolgen, bei der Entscheidung über die weitere Diagnostik und über erste Therapiemaßnahmen weisen aber typische auskultatorische Leitbefunde den Weg:

- expiratorische Strömungsphänomene
- inspiratorische Strömungsphänomene
- alveoläre Belüftungsgeräusche
- Geräuschfortleitung und -dämpfung

Die Kombination mit der Anamnese und mit extrapulmonalen Befunden erlaubt dann oft schon eine erste Einschätzung, ob die pulmonale Funktionsstörung auf der Ebene der Ventilation, Diffusion oder Perfusion bestehen könnte. Dazu werden die typischen Befunde bei u. a. den folgenden Leiterkrankungen besprochen:

- Pneumonie
- exazerbierte COPD
- Lungenemphysem
- Spontanpneumothorax
- Pleuritis
- stenosierendes Bronchialkarzinom
- Lungenfibrose

3.1   Perkussion

Das Abklopfen der Lunge dient vornehmlich der Bestimmung der Lungengrenzen. Man unterscheidet, wie in ▶ Tab. 1.2 aufgeführt, unterschiedliche Schallqualitäten. Als „normalen" Befund bezeichnet man den sonoren Schall. Während ein hyposonorer Klopfschall auf eine Dämpfung hinweist, kann ein hypersonorer/tympanischer Befund auf vermehrte Luft hinweisen.

Die Einschätzung des Klopfschalls ist letztlich subjektiv. Daher sollten folgende Aspekte beachtet werden:

Tipps und Tricks

Immer im Seitenvergleich perkutieren und einen Vergleich einer Stelle mit auffälliger Schallqualität mit einer als normal empfundenen Stelle vornehmen.

■ **Lungengrenzen**

Die Untersuchung wird in aufrechter Sitzposition und sowohl in In- wie in Expiration durchgeführt (die Atemabhängigkeit der Lungengrenzen ist diagnostisch wichtig und kann Hinweise auf pathologische Prozesse liefern, ◘ Abb. 3.1, ◘ Abb. 3.2). Der Unterschied der Lungengrenze von In- zu Expiration sollte physiologischerweise bei 2–3 Querfingern liegen. Ist die Verschieblichkeit gering oder sogar aufgehoben, kann das durch eine deutlich eingeschränkte Zwerchfellbeweglichkeit bedingt sein, z. B. einseitig durch eine Zwerchfellparese oder beidseits z. B. durch eine Lungenüberblähung oder bei Adipositas.

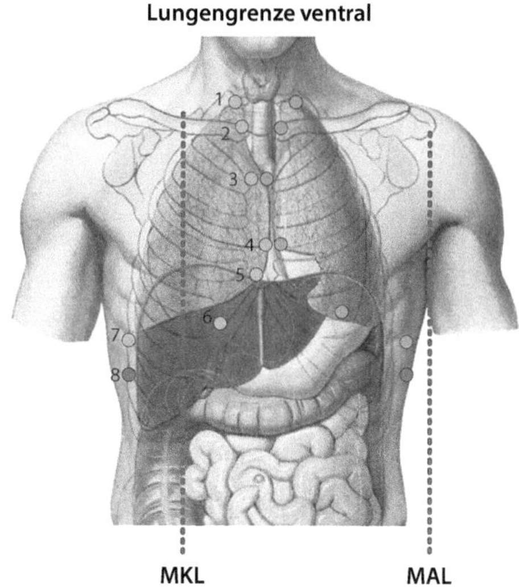

◘ Abb. 3.1 Darstellung der ventralen Lungenareale inkl. Landmarks. **Grün** Lungengrenze (rechts). **Blau** Lungengrenze (links). **Rot** Lungengrenze nach tiefer Inspiration. **1** Der Lungenapex übersteigt das mediale Sternumdrittel um 2–4 cm. **2** 2 cm lateral vom Sternoklavikulargelenk. **3** Kostosternalgelenk II. **4** Kostosternalgelenk IV. **5** Kostosternalgelenk VII – Synchondrosis xyphosternalis (nur rechts). **6** Die untere Lungengrenze befindet sich in Höhe der Kreuzung 6. Rippe mit Medioklavikularlinie (MKL). **7** Die untere Lungengrenze befindet sich in Höhe der Kreuzung 8. Rippe mit Medioaxillarlinie (MAL). **8** Bei tiefer Inspiration kann sie sich bis zur Kreuzung 10. Rippe mit der Medioaxilarlinie (MAL) entfalten. (Aus Gestel, Teschler 2014)

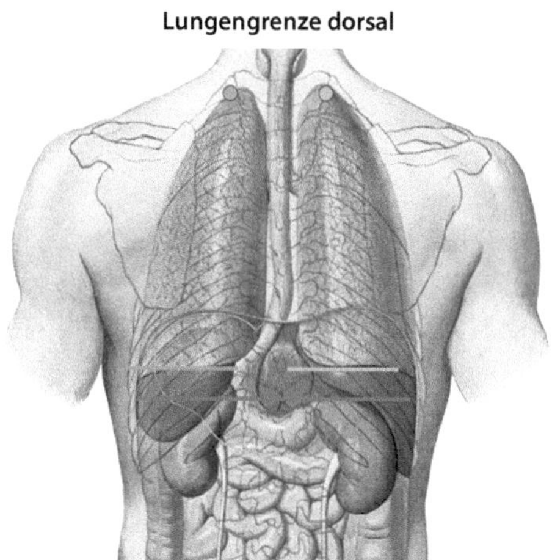

◘ Abb. 3.2 Darstellung der dorsalen Lungenareale inkl. Landmarks. Grün Lungengrenze (rechts). **Blau** Lungengrenze (links). **Rot** Lungengrenze nach tiefer Inspiration. **1** Die untere Lungengrenze befindet sich in Höhe des Proc. spinosus des 10. Brustwirbels. **2** Bei tiefer Inspiration kann die Lunge sich bis zum Proc. spinosus des 12. Brustwirbels entfalten. **3** Lungenhilus: Höhe Proc. spinosus des 4. Brustwirbels. (Aus Gestel, Teschler 2014)

Die Zwerchfellbeweglichkeit ist auch eingeschränkt bei Flüssigkeitsansammlungen im Pleuraraum, z. B. als Pleuraerguss bzw. -empyem, durch solides Gewebe wie einem basalen Tumor oder durch Luftansammlungen im Pleuraraum beim Pneumothorax.

Seitenunterschiede bei den Lungengrenzen deuten auf einen basalen Prozess hin (wie z. B. Pleuraerguss oder einen Tumor).

3.2   Auskultation

Die Auskultation (◖ Abb. 3.3) erfolgt beim aufrecht sitzenden Patienten am Rücken. Wenn der Patient nicht mobilisiert werden kann, erfolgt die Auskultation hilfsweise in der Seitenlage. Das Stethoskop sollte dabei möglichst Hautkontakt haben, damit ein eventuell dazwischenliegender Stoff die Übertragungsqualität nicht stört (Knistern etc.). Kann die Kleidung zur Auskultation nicht abgelegt oder verschoben werden, sollte das Stethoskop unter die Kleidung geschoben werden. Unter Inkaufnahme von Störgeräuschen ist auch das Auskultieren durch dünne Kleidung denkbar.

Der Patient sollte bei der Untersuchung langsam und tief durch den geöffneten Mund ein- und ausatmen. Währenddessen sollte (immer im Seitenvergleich!) die Lunge von oben nach unten abgehört werden.

Tipps und Tricks
Bitte bedenken Sie beim Abhören (vor allem, wenn Sie sich gerade in einer praktischen Prüfung befinden), dass die rechte Lunge aus drei Lappen besteht (◖ Abb. 3.2), von denen der mittlere vor allem lateral (und nicht primär dorsal) auskultiert werden kann! Im klinischen Alltag wird die Zuordnung eher durch Bildgebung erfolgen.

> **Rechte Lunge: 3 Lappen, 10 Segmente. Linke Lunge: 2 Lappen, 8–10 Segmente. Eine Aspiration erfolgt meistens in die rechte Lunge aufgrund des steileren Verlaufs des Bronchus principalis dexter.**

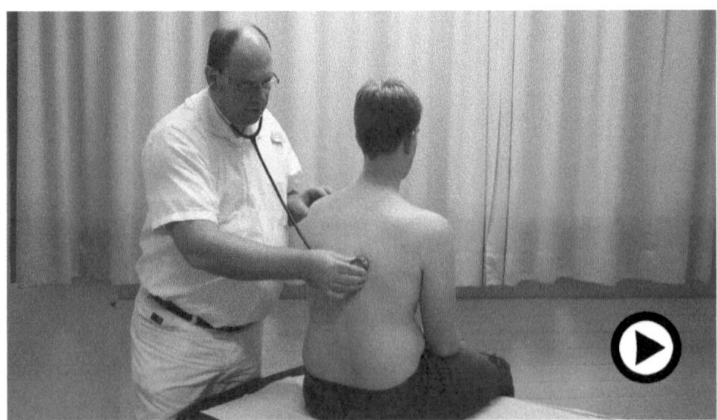

◖ **Abb. 3.3**   Video 3.3: Untersuchung der Lunge (https://doi.org/10.1007/000-0fc)

3.2.1 Normale Atemgeräusche

Um zu verstehen, wie es zu den unterschiedlichen Geräuschentwicklungen in der Lunge kommt, muss noch einmal kurz zurückgegangen werden auf die physikalischen Grundlagen der Luftströmung. Man unterscheidet zwei wesentliche Strömungsvarianten:

1. **Laminare Strömung:** Hierbei handelt es sich um eine gleichmäßige und unverwirbelte Bewegung der Luft in eine Richtung. Die Luftschichten vermischen hier nicht und es kommt kaum zur Luftreibung und damit auch kaum zu Geräuschen. Eine sog. Schichtströmung kann in eine turbulente Strömung übergehen, wenn sie auf Hindernisse trifft und durch diese verwirbelt wird (= turbulente Strömung, s. u.).
2. **Turbulente Strömung:** Hierbei bewegt sich die Luft in Wirbeln und nicht mehr „schön geordnet" in Schichten. Diese Verwirbelungen bzw. diese turbulente Strömung ist es, die man als Luftströmungsgeräusche durch das Stethoskop vor allem über der Trachea und den zentralen Bronchialregionen hören kann.

Diese turbulente Strömung lässt sich einmal als
- **zentrales Atemgeräusch** (auch Bronchialatmen genannt, ◘ Abb. 3.5) und als
- **peripheres Atemgeräusch** (auch Vesikuläratmen)

detektieren.

Die Qualität der Schallübertragung hängt dabei ab von der Übertragungsdistanz (Wie viel Gewebe liegt zwischen Membran und Zielorgan?) und vom schallleitenden Medium.

Zentrale Atemgeräusche können physiologisch vor allem über der extrathorakalen Trachea und der Bronchialregion wahrgenommen werden, da es hier verstärkt zu turbulenter Strömung kommt (◘ Abb. 3.4, ◘ Abb. 3.5, ◘ Abb. 3.6, ◘ Abb. 3.7).

In der Außenzone der Lunge, also der **Lungenperipherie**, ist der Gesamtquerschnitt der Luftwege so groß und die Strömungsgeschwindigkeit so langsam, dass man vorwiegend laminare Strömung registriert, es sich also um eine „stumme Zone" handelt. Das periphere Atemgeräusch entsteht auch nicht in den Alveolen, sondern ebenfalls durch die zentralen Regionen, hört sich aber aufgrund der Schallleitung durch luftgefülltes Gewebe mit Verlust besonders der höheren Frequenzen anders an (◘ Tab. 3.1).

3.2.2 Pathologische Atemgeräusche

Pathologische Atemgeräusche sind bedingt durch eine veränderte **Schallleitung** oder **-entstehung** (◘ Tab. 3.2). Ist die Atmung verstärkt (Hyperventilation) oder verringert (Hypoventilation) entstehen natürlich mehr bzw. weniger Verwirbelungen in den Atemwegen und dadurch auch mehr oder weniger wahrnehmbarer Schall. Die Schalleitung wird vor allem durch den Luftanteil in den schalleitenden Strukturen beeinflusst und ist in soliden Strukturen und in Flüssigkeiten deutlich besser. Bei einer Entzündung, einem größeren Tumor und vor allem bei Pleuraergüssen kann es deshalb zu einer Schallverstärkung kommen, bei größerem Luftanteil in den schalleitenden Strukturen wie z. B. einem Lungenemphysem ist die Schallleitung entsprechend vermindert, durch Überblähung der Lunge kann dadurch auch die Übertragungsdistanz zunehmen,

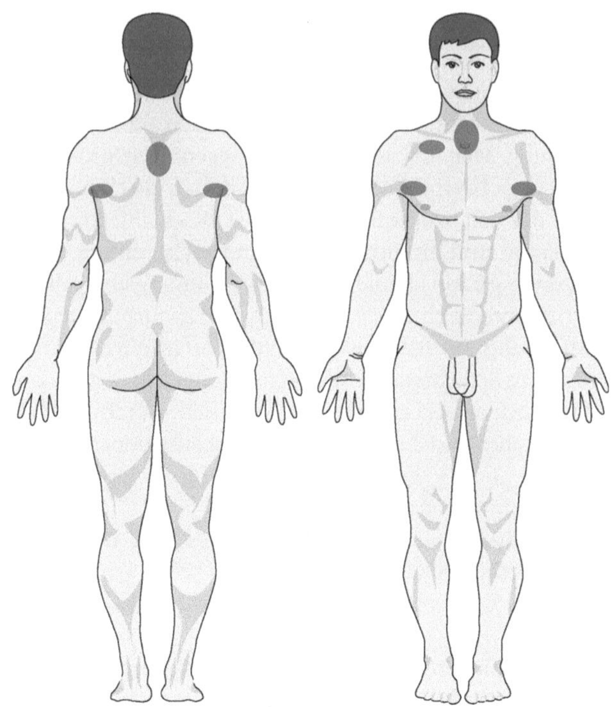

Abb. 3.4 Auskultationsstellen der trachealen (großer Kreis) und bronchialen Atemgeräusche (kleine Kreise). (Aus Gestel, Teschler 2014)

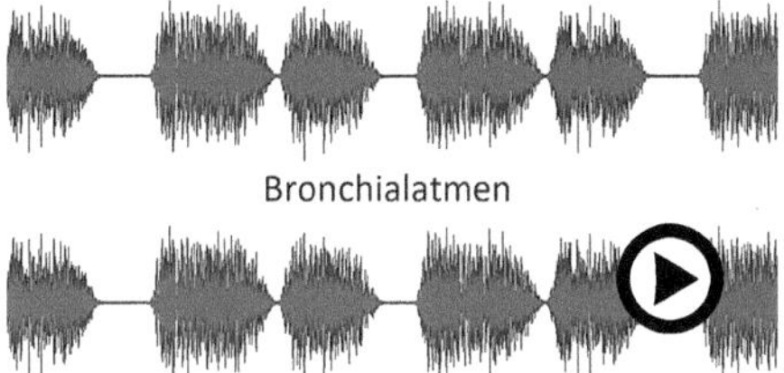

Abb. 3.5   Hörbeispiel 3.5: Bronchialatmen (https://doi.org/10.1007/000-0f8)

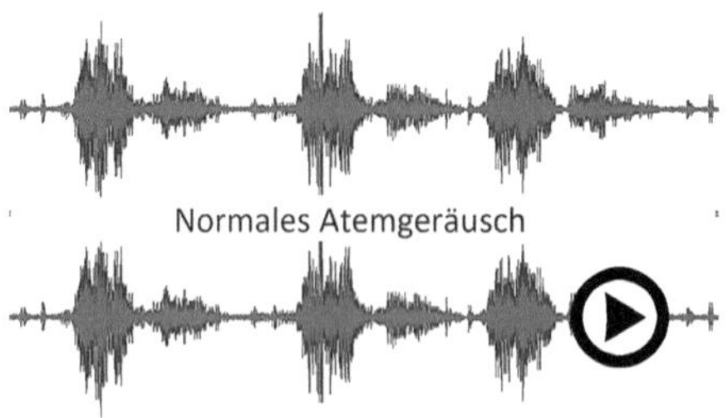

Abb. 3.6   Hörbeispiel 3.6: normales Atemgeräusch 1 (https://doi.org/10.1007/000-0f9)

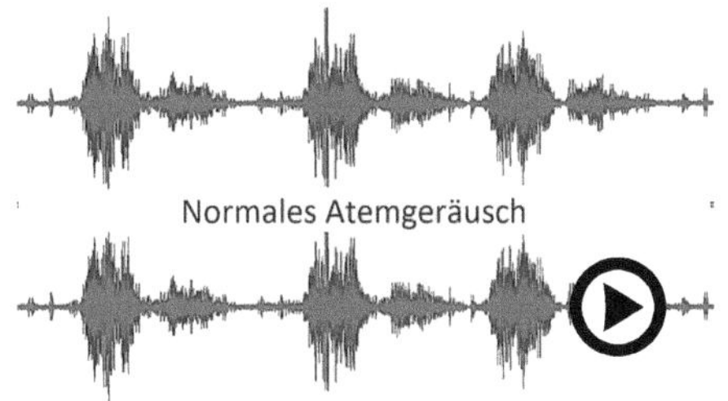

⊡ Abb. 3.7   Hörbeispiel 3.7: normales Atemgeräusch 2 (https://doi.org/10.1007/000-0fa)

⊡ Tab. 3.1 Atemqualitäten der normalen Atemgeräusche

	Zentrales Atemgeräusch	**Peripheres Atemgeräusch**
Entstehungsort	Zentrale Luftwege	Zentrale Luftwege (durch Lungengewebe gedämpft)
Auskultationsort	Trachea, Bronchien	Periphere Lungenfelder
Tonstärke	Laut	Leise
Frequenz	Mittel bis hoch, 200 bis 2000 Hertz	Tief, 200 bis 600 Hertz
In Inspiration hörbar	Ja	Ja
In Exspiration hörbar	Ja	Zu Beginn
Besonderheiten		Bei Hyperventilation entstehen mehr Turbulenzen, dadurch auch eine höhere Geräuschintensität in der Peripherie

> **Hier ist ebenfalls der Seitenvergleich wichtig, auch wenn prinzipiell beide Lungen von einer Verstärkung oder Verminderung betroffen sein können.**

■ **Untersuchung mittels Bronchophonie**

Durch die Bronchophonie wird die Weiterleitung hochfrequenter Töne geprüft, denn physiologischerweise werden höhere Frequenzen durch Luft und lufthaltige Strukturen stärker gedämpft als mittlere und tiefe Frequenzen (zu den tiefen Frequenzen siehe Stimmfremitus, ▶ Abschn. 3.3).

Die Untersuchung erfolgt in folgenden Schritten:

- Man fordert den Patienten auf, mehrmals mit hoher Stimme das Wort „66" auszusprechen. Das Wort sollte leise „gezischt" werden.
- Während der Patient mehrmals hintereinander „66" sagt, wird die Lunge an verschiedenen Stellen systematisch im Seitenvergleich auskultiert.

Bei einer **verstärkten Schallleitung** (⊡ Tab. 3.2) durch eine pulmonale Infiltration (z. B. bei Pneumonie) ist die Zahl auf der erkrankten Seite besser zu verstehen als auf der gesunden Seite.

◘ Tab. 3.2 Entstehung pathologischer Atemgeräusche

Schallentstehung		Schallleitung		
Verringert (=leises Atemgeräusch)	Verstärkt (=lautes Atemgeräusch)	Abgeschwächt		Verstärkt
z. B. bei Hypoventilation (Dyspnoe bei Asthma, Atelektasen u. v. m.)	z. B. bei Hyperventilation (tumorbedingte Stenosen, Entzündungen usw.)	Größere Übertragungsdistanz und schlechte Schallleitung	Stärkere Dämpfung	Infiltrationen der Lunge, größere periphere solide Tumore und besonders Flüssigkeiten im Pleuraraum können für eine bessere Leitung des Schalls sorgen
		z. B. Überblähung der Lunge durch Emphysem	z. B. bei Pleuraerguss („gedämpfter Ton", ► Tab. 1.2)	z. B. im Rahmen einer Pneumonie, eines größeren soliden Tumors oder besonders bei Pleuraergüssen

Bei **verminderter Schallleitung** (◘ Tab. 3.2, z. B. Emphysem) ist die Zahl über der betroffenen Lungenpartie kaum hörbar.

3.2.3 Atemnebengeräusche

Atemnebengeräusche werden nicht durch turbulente Luftströmungen, sondern durch Fremdkörper, Flüssigkeiten oder Sekrete in den Atemwegen verursacht. Sie können in diskontinuierliche und kontinuierliche Nebengeräuschen unterschieden werden (◘ Tab. 3.3).

Eine weitere Unterteilung kann nach Lokalisationsort erfolgen in:

- pulmonale Nebengeräusche (Rasselgeräusche, Stridor, Giemen, …),
- pleurale Nebengeräusche (Pleurareiben).

▪ Diskontinuierliche Nebengeräusche

Schleim und Sekretblasen lösen in Abhängigkeit von ihrer Konsistenz und der Lokalisation in den kleinen bis großen Atemwegen Geräusche aus, die an zerplatzende Blasen erinnern:

◘ Tab. 3.3 Einteilung der Atemnebengeräusche

Diskontinuierlich (nicht-musikalisch)	Kontinuierlich (musikalisch)
Grob-/feinblasige Rasselgeräusche	Giemen, Brummen, Stridor, Pfeifen
Knisterrasseln	

- **Grobblasiges Rasselgeräusch**: Sekrete in den größeren Atemwegen wie Luftröhre und Bronchien
- **Feinblasige Rasselgeräusche**: Sekrete in den kleineren Atemwegen wie den kleinen Bronchien und den Lungenbläschen

Eine Sonderform ist das sog. **Knisterrasseln** oder auch **Sklerophonie** bei Lungenfibrose, das etwa an Spritzen vom heißen Fett in der Pfanne erinnert und am Ende der Inspiration auftritt. Demgegenüber ist das sogenannte Entfaltungsknistern nur zu Beginn der Auskultation mit vertiefter Atmung hörbar und wird durch die Entfaltung bei Wiederbelüftung atelektatischer Alveolen verursacht.

> **Sklerophonie: durch Dehnung fibrotisch umgebauten Lungengewebes (Lungenfibrose), das mit zunehmender inspiratorischer Entfaltung zunimmt und nicht (!) reversibel ist.**
> **Entfaltungsknistern: durch Dehnung atelektatischer Bereiche zu Beginn der Inspiration.**

- **Kontinuierliche Nebengeräusche**

Eine Verlegung/Verengung der Atemwege durch zähflüssige Sekrete oder Schwellungen der Schleimhaut führen zu einer stärkeren Strömung bzw. Verwirbelung der Luft, die hörbare Schwingungen erzeugt. Dazu zählen:

- **Brummen** (◘ Abb. 3.9)
    - Brummen ist ein niederfrequentes Strömungsgeräusch, das vor allem während der Exspiration auftritt. Es entsteht durch Schleimansammlungen in den großen Atemwegen.
    - Ursächlich ist meistens ein Asthma bronchiale oder eine COPD.
- **Pfeifen**
    - Pfeifen entsteht durch eine Verengung der Atemwege mit beschleunigtem Fluss bei ausgeprägten Turbulenzen. Wenn die Atemwegsverengung intrathorakal liegt, nimmt sie durch den erhöhten Druck auf die Atemwege bei der Expiration zu, liegt sie extrathorakal, nimmt die Atemwegsverengung hingegen zu, wenn der Druck in den Atemwegen bei der Inspiration abnimmt und relativ dazu der Umgebungsdruck auf die Atemwege zunimmt.
    - Es ist meist Hinweis auf eine obstruktive Genese.
    - Ursächlich für eine generalisierte Strömungsbehinderung intrathorakal ist meist ein Asthma bronchiale mit muskulärer Verengung der kleinen Atemwege, eine exazerbierte COPD mit Verengung durch Schleimhautschwellung oder auch eine Lungenstauung mit Flüssigkeitseinlagerung in das Interstitium.
    - Ursächlich für eine Strömungsbehinderung extrathroakal ist meist lokalisiert eine Einengung im Bereich des Kehlkopfes wie z. B. eine Glottisschwellung, oder der Trachea wie z. B. durch eine stark vergrößerte Schilddrüse.

> **Bei einseitigem Vorkommen sollte auch immer an örtlich beschränkte Strömungshindernisse wie Fremdkörper(-aspirationen) oder stenosierende Tumoren gedacht werden!**

- **Giemen** (◧ Abb. 3.10)
  - Giemen und Pfeifen werden häufig als eine Klangqualität zusammengefasst.
  - Es ist ein leicht pfeifendes Geräusch, das meist während der Exspiration wahrnehmbar ist.
  - Auch hier liegt eine obstruktive Genese zugrunde.
  - Zu den Ursachen siehe Pfeifen.
  - Der **Rhonchus** fasst die schnarchartigen Geräusche zusammen, die bei Verengung der Atemwege oder Verlegung durch Schleim entstehen können – hierzu zählt auch das Giemen.
- **Stridor** (◧ Abb. 3.8)
  - Stridor (lateinisch Zischen/Pfeifen, Plural Stridores) bezeichnet ursprünglich jedes hochfrequente Atmungsgeräusch, wird im klinischen Alltag aber überwiegend für besonders laute hochfrequente inspiratorische Atemgeräusche als „inspiratorischer Stridor" verwendet. Ursachen für die zugrundeliegenden extrathroakalen Atemwegsverengung sind typischerweise eine Epiglottitis oder andere Verengungen im Kehlkopfbereich oder z. B. eine Kompression der extra-thorakalen Trachea durch eine große Struma.
  - Je nach Entstehungsort kann ein Stridor eher hoch- (obere Atemwege) oder niederfrequent (untere Atemwege) sein.
  - Es gibt die Unterscheidung zwischen inspiratorischen (meist durch Verlegung der Atemwege bedingten) und expiratorischen (meist durch pulmonale Obstruktion bedingten) Stridor.
  - Die Ursachen können vielfältig sein und von einer Fremdkörperaspiration über Asthma bis hin zum Struma reichen.
- **Pleurareiben** (◧ Abb. 3.11)
  - Pleurareiben entsteht dann, wenn die beiden Pleurablätter nicht mehr problemlos aneinander vorbeigleiten, sondern wenn z. B. im Rahmen einer Entzündung Verklebungen entstehen, die zu Reibegeräuschen zwischen den beiden Pleurablättern führen.
  - Ursächlich kann auch eine Verletzung mit fibrotischen Umbau sein.
  - Bei einer Pleuritis sicca (also einer trockenen Entzündung) ist das Reibegeräusch besonders ausgeprägt und erinnert an das Geräusch von sich aneinander reibenden Leder (sog. „Lederknarren").

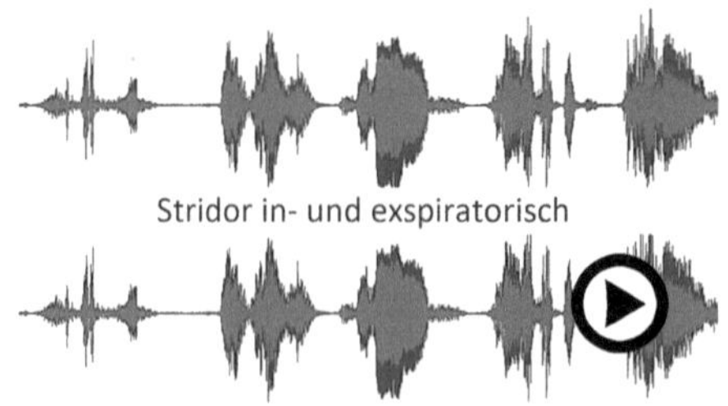

◧ **Abb. 3.8**   Hörbeispiel 3.8: Stridor (https://doi.org/10.1007/000-0fb)

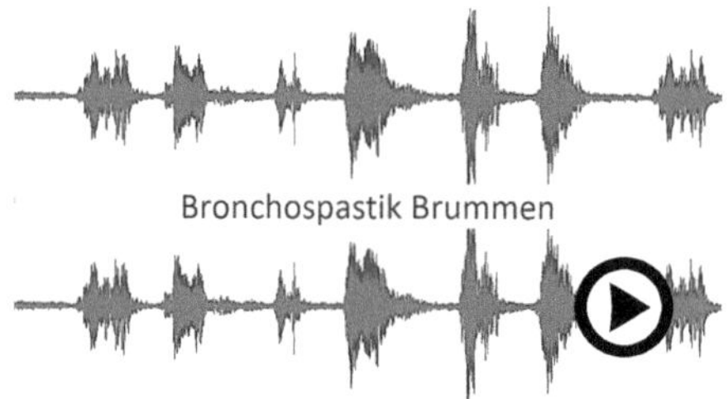

◘ **Abb. 3.9** Hörbeispiel 3.9: Brummen (Bronchospastik) (https://doi.org/10.1007/000-0f7)

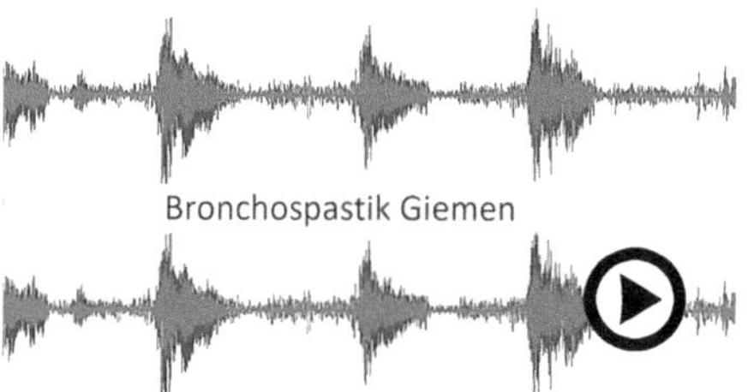

◘ **Abb. 3.10** Hörbeispiel 3.10: Giemen. (Bronchospastik) (https://doi.org/10.1007/000-0fd)

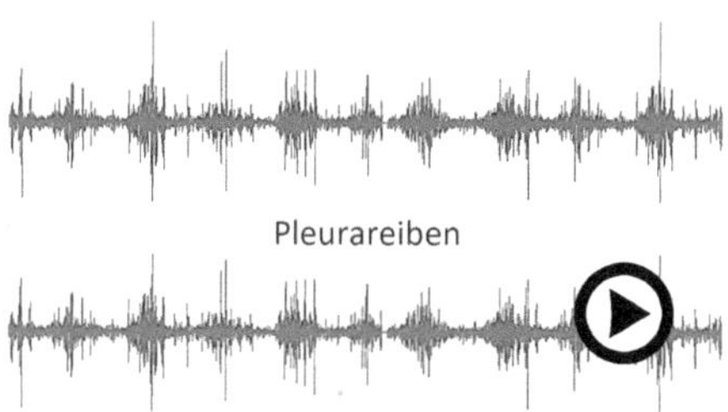

◘ **Abb. 3.11** Hörbeispiel 3.11: Pleurareiben (https://doi.org/10.1007/000-0fe)

■ **Exspiratorische Strömungsphänomene: bronchiale Obstruktion oder Lungenstauung?**

Eine **Verengung der intrathorakalen Atemwege**, z. B. durch Schleimhautschwellung und muskuläre Kontraktion, nimmt bei intrathorakaler Druckerhöhung während der Exspiration deutlich zu, deshalb ist in dieser Situation das **Exspirium deutlich verlängert** mit typischen **Strömungsphänomenen wie Giemen**. Umgekehrt sind die **intrathorakalen Atemwege in der Inspiration weiter**, weil durch die Ausdehnung des intrathorakalen Raumes der intrathorakale Druck geringer als der Druck in der Außenluft und in den Atemwegen, die akustische Strömungsphänomene sind deshalb geringer.

Aber auch eine **Lungenstauung** mit **vermehrtem Flüssigkeitsgehalt des Interstitiums** führt zu einer **Verengung der intrathorakalen Atemwege** mit **verlängertem Exspirium und Giemen**. Bei Vorliegen eines verlängerten Expiriums mit Giemen kann deshalb zwar von einer Verengung der intrathorakalen Atemwege ausgegangen werden, ob diese aber durch bronchiale Schleimhautschwellung und bronchiale Kontraktion oder durch eine

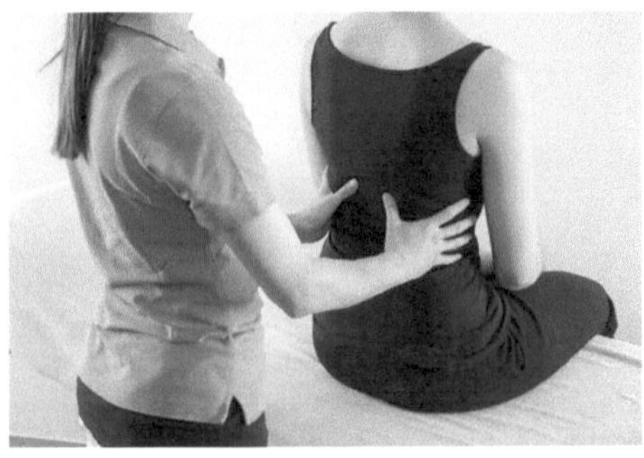

Abb. 3.12 Durchführung des Stimmfremitus. Der Therapeut legt die Handflächen oder Handaußenkanten leicht an die Thoraxwand an. (Aus Gestel, Teschler 2014)

Lungenstauung bedingt sind, kann am Auskultationsbefund allein meist nicht unterschieden werden. Hier hilft aber die Berücksichtigung eventueller weiterer klinischer Symptome wie z. B. einer kardialen Dekompensation und weiterführende Diagnostik wie z. B. Röntgen-Thorax und Echokardiographie.

3.3   Palpation

Tatsächlich gibt es etwas, das auch an der Lunge mittels Palpation untersucht werden kann: der **Stimmfremitus**. Hierbei werden die tieffrequenten Töne bzw. die dadurch ausgelösten Vibrationen palpatorisch wahrgenommen.

Man platziert die Handkante auf den Thorax oder beide Hände seitlich auf den Brustkorb und bittet den Patienten, mit möglichst tiefer Stimme „99" zu sagen (**□** Abb. 3.12). Beim Gesunden ist kaum Vibration spürbar. Bei erhöhter Schalleitung der Lungen sind diese Vibrationen, eben der Stimmfremitus, besser fühlbar.

❯ **Wichtig sind auch hier die symmetrische Körperhaltung des Patienten sowie der Seitenvergleich links vs. rechts.**

Verstärkt ist der Stimmfremitus, wenn die Schwingungen durch eine pulmonale Verdichtung bis an die Außenwand weitergeleitet werden (z. B. bei Pneumonie, Stauungslunge). Die Ursachen für einen verstärkten Stimmfremitus entsprechen somit den Ursachen für die zugrundeliegende verstärkte Schalleitung, deren Auswirkungen allerdings nicht auskultiert, sondern eben palpiert werden.

Abgeschwächt/aufgehoben ist der Stimmfremitus hingegen bei Vorkommen von Flüssigkeit oder Luft im Pleuraspalt – die Schwingungen werden hierdurch abgemildert (z. B. bei Pleuraerguss, Pneumothorax).

3.4   Krankheitsbilder

3.4.1 Pneumonie

Die Pneumonie oder Lungenentzündung beschreibt eine akute oder chronische entzündliche Veränderung des Lungengewebes, die durch Bakterien, Viren, Pilze, aber auch durch giftige Noxe, Bestrahlung oder Autoimmunprozesse ausgelöst werden kann.

Pneumonien werden in folgende Formen unterteilt:
1. Alveoläre Pneumonie: die Entzündung befindet sich innerhalb der Lungenbläschen
   - Bronchopneumonie = multifokale Herdpneumonie, meist in mehreren Lungenlappen
   - Lobärpneumonie = Befall eines ganzen Lungenlappens (weitere Unterteilung in Unterlappen-, Mittellappen- und Oberlappenpneumonie)
2. Interstitielle Pneumonie: die Entzündung ist im Interstitium lokalisiert, häufig auch als atypische Pneumonie bezeichnet
   - Akute interstitiell
   - Chronisch interstitiell
3. Ambulant erworbene Pneumonie
4. Nosokomial erworbene Pneumonie
5. Primäre Pneumonie
6. Sekundäre Pneumonie (aufgrund einer bestehenden Grunderkrankung)

Unabhängig von der grundlegenden Einteilung nach den betroffenen Strukturen gibt es noch weitere Einteilungen wie z. B. in ambulant oder nosokomial erworbener Pneumonie und in primäre oder sekundäre, im Rahmen einer anderen Grunderkrankung entstandene Pneumonien und weitere Sonderformen wie z. B. die Aspirationspneumonie.

■ Epidemiologie

Die (ambulant erworbene) Pneumonie zählt zu der zweithäufigsten Infektionsursache weltweit. Die Inzidenz liegt derzeit bei etwa 11/1000 Einwohner/Jahr. In den westlichen Industrienationen ist die Lungenentzündung zudem die am häufigsten zum Tode führende Infektion (wobei vor allem Pneumokokken-Infektionen, nosokomiale Pneumonien und schwere Verläufe mit Krankenhausaufenthalt eine höhere Mortalitätsrate aufweisen).

■ Perkussion

Da die Pneumonie führt zu einer Reduktion des Luftgehalts im betreffenden Lungenabschnitt sowie zu einer Infiltration des Gewebes führt, ist der **Klopfschall** meist **hyposonor** bis **völlig gedämpft**. Bei Pneumonien im Unterlappen ist die **Lungenuntergrenze** der betroffenen Seite ähnlich wie bei einem basalen Pleuraerguss **nach oben verschoben**.

■ Auskultation (◘ Abb. 3.13)
- **Feinblasige**, klingende (feuchte) **Rasselgeräusche.** Das entzündete verdickte Lungengewebe komprimiert die Alveolen zunächst nur in der Expiration und die

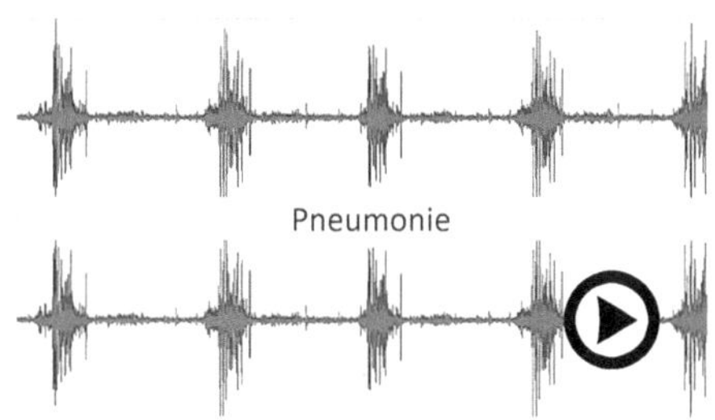

◘ **Abb. 3.13** Hörbeispiel 3.13: Pneumonie (https://doi.org/10.1007/000-0ff)

feinblasigen Rasselgeräusche der Alveolenentfaltung in der Inspiration werden durch das verdickte Lungengewebe verstärkt weitergeleitet. Die feinblasigen Rasselgeräusche einer Pneumonie sind also auf einen umschriebenen Bereich begrenzt, verschwinden nicht nach mehrmaligem tiefen Einatmen und sind „laut". Sie werden deshalb häufig als „ohrnah" bezeichnet (so als würde man eine zusammengeknüllte Brötchentüte nahe am Ohr wieder entfalten).

- **Verstärkte Bronchophonie** durch Vermehrung des Lungengewebes
- Ist die Pleura mitbeteiligt, kann es zum **Pleurareiben** kommen.

> **Bei einer atypischen oder zentralen Pneumonie können pathologische Auskultationsbefunde fehlen, während das Röntgenbild eindeutig ist!**

- **Palpation**

Bei einer Pneumonie kommt es meist im Rahmen der Entzündung zu einer Verdichtung (Infiltration) des Lungengewebes Durch die verstärkte Schallleitung ist dabei auch der **Stimmfremitus**, also die Übertagung der tiefen Frequenzen, **verstärkt**.

- **Weitere Symptome**

Unter anderem kann es zu Husten, Auswurf, Fieber und Schüttelfrost sowie bei Pleurabeteiligung atemabhängigen Thoraxschmerzen kommen. Die respiratorische Insuffizienz wird u. a. durch eine Steigerung der Atemfrequenz kompensiert, deshalb sollte die Atemfrequenz unbedingt initial und im Verlauf wiederholt bestimmt werden.

- **Wichtige Differenzialdiagnosen**
- Tuberkulöse Kavernen
- Tumore
- Einschmelzung nach Lungeninfarkt
- Lungenabszesse
- Fremdkörperaspiration
- Sarkoidose

- **4 weiterführende naheliegende diagnostischen Schritte**
1. **Thorax-Übersichtsaufnahme** (◘ Abb. 3.14), evtl. CT-Thorax z. B. bei V. a. Lungenembolie
2. **Laborchemisch**: Blutgasanalyse, Entzündungs-/Sepsislabor
3. **Infektiologisch**: Erregernachweis auf Sputum oder Blutkultur, evtl. aus Trachealsekret, Lavage etc.
4. Engmaschige klinische oder apparative Kontrolle auf Zeichen der respiratorischen Erschöpfung oder des septischen Kreislaufversagens

Fallbeispiel

Die 57-jährige Patientin stellt sich am Wochenende in der Krankenhausnotaufnahme vor, weil in der Nacht Schüttelfrost und allgemeines Schwäche- und Krankheitsgefühl aufgetreten seien, zunehmend sei auch ein trockener unproduktiver Husten dazugekommen. Außer einer arteriellen Hypertonie bestünden keine weiteren Krankheiten, in der Jugend wurde der Blinddarm entfernt, als junge Erwachsene habe sie während einiger Jahre regelmäßig Zigaretten geraucht, seit über 20 Jahren aber nicht mehr.

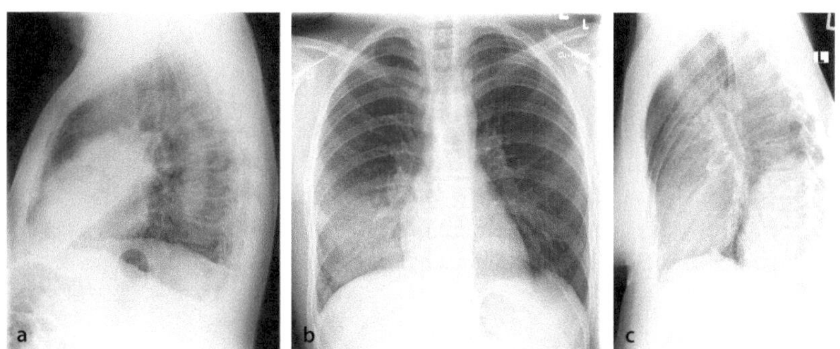

◘ Abb. 3.14a–c   Pneumonieformen. **a** Lobärpneumonie. **b,c** Unterlappenpneumonie. (Aus Kahl-Scholz, Vockelmann 2017)

Klinisch zeigt sich eine auf 38,8° erhöhte Körperkerntemperatur, der Blutdruck ist 120/70 mmHg, die Herzfrequenz ist mit 96/min erhöht, die Atemfrequenz mit 28/min ebenfalls. Über den **kaudalen Lungenabschnitten rechts** lassen sich **ohrnahe grobblasige Rasselgeräusche** auskultieren. Laborchemisch ist das CRP mit 100 mg/l erhöht, in der Blutgasanalyse zeigt sich eine hypoxische respiratorische Insuffizienz mit einem pO_2 von 63 mmHg und einer O_2-Sättigung von 89 %, pH und pCO_2 liegen im Normbereich. Radiologisch zeigt sich eine Unterlappenpneumonie rechts ohne Nachweis eines Pleuraergusses.

Nach Abnahme von zwei Blutkulturen an unterschiedlichen Stellen wird eine Antibiose begonnen, im Verlauf kann der V. a. eine Pneumonokokkenpneumonie auch blutkulturell bestätigt werden. Bei rascher klinischer Besserung im Verlauf ist die nasale Sauerstoffgabe nur initial erforderlich, die BGA zeigt zuletzt auch unter Raumluft unauffällige Werte für Sauerstoffpartialdruck und Sauerstoffsättigung, das CRP ist in der Kontrolle bereits deutlich rückläufig. Die Röntgenkontrolle nach 2 Wochen findet bereits ambulant statt und zeigt eine vollständige Rückbildung des Infiltrats.

3.4.2 Pleuraerguss

Bei einem Pleuraerguss findet sich Flüssigkeit in der Pleurahöhle (>20 ml), die i. d. R. eine Begleiterscheinung einer anderen Erkrankung, wie etwa der Pneumonie, der Herzinsuffizienz oder bei Karzinomen, ist. Nach einem Thoraxtrauma, besonders mit dislozierten Rippenfrakturen, kann auch Blut in den Pleuraraum austreten, diese Flüssigkeitsansammlung in der Pleurahöhle wird als **Hämatothorax** bezeichnet.

■ **Epidemiologie**

Es gibt keine einheitlichen Daten zur Epidemiologie des Pleuraergusses, aber Infektionen sind in Europa die zweithäufigste Ursache für Pleuraergüsse.

■ **Perkussion**

Liegt anstelle von normal belüfteten Lungengewebe eine Flüssigkeitsmaße der Thoraxwand an, werden perkutorische Schwingungen der Thoraxwand **gedämpft**. Je nach Dicke der Flüssigkeitsschicht ist die Dämpfung nicht sehr ausgeprägt (auch hier ist wieder der Seitenvergleich entscheidend!).

Eine **einseitig höherstehende Lungengrenze** (**basale Dämpfung** des Klopfschalls) bei **verminderter oder fehlender Atemverschieblichkeit** ist typisch beim Pleuraerguss.

- **Auskultation**

Durch den Erguss ist die **Schallleitung verstärkt**, die **zentralen Atemgeräusche** („Bronchialatmen") sind deshalb hörbar, wie sonst nur z. B. direkt über der extrathorakalen Trachea. Bei sehr ausgedehntem Pleuraerguss mit weitgehender Lungenatelektase können die Atemgeräusche auch abgeschwächt sein oder ganz fehlen.

- **Palpation**

Der **Stimmfremitus** ist an der betroffenen Seite aufgrund der Impedanz der Flüssigkeitsansammlung **abgeschwächt**.

- **Weitere Symptome**

Klinisch imponiert die Dyspnoe (bei kleineren Ergüssen bei Anstrengung, bei größeren auch schon in Ruhe und zunehmend, wenn die nichtbetroffene Lungenseite bei Seitenlagerung unten liegt). Bei einem entzündlichen Geschehen kann im Rahmen einer Pleuritis der atemabhängige Schmerz hinzukommen.

- **Wichtige Differenzialdiagnosen**
- (Einseitiger) Zwerchfellhochstand
- Tumoröse Veränderungen (Mesotheliom)
- Pleuraschwiele

- **4 weiterführende naheliegende diagnostischen Schritte**
1. **Pleurasonographie**: Mittels der transthorakalen Sonographie kann ebenfalls versucht werden, beim (vor allem bettlägerigen) Patienten einen Pleuraguss zu diagnostizieren. Hier zeigen echofreie Pleuraanteile.
2. **Echokardiographie, Röntgen-Thorax** (◘ Abb. 3.15): Die Flüssigkeit sammelt sich auf der dorsalen Seite des Recessus phrenicocostalis. Es kommt zu einer basalen homogenen Verschattung. Im Liegen: Hier verteilt sich der Erguss und es kommt zur Pleurasaumverbreiterung.

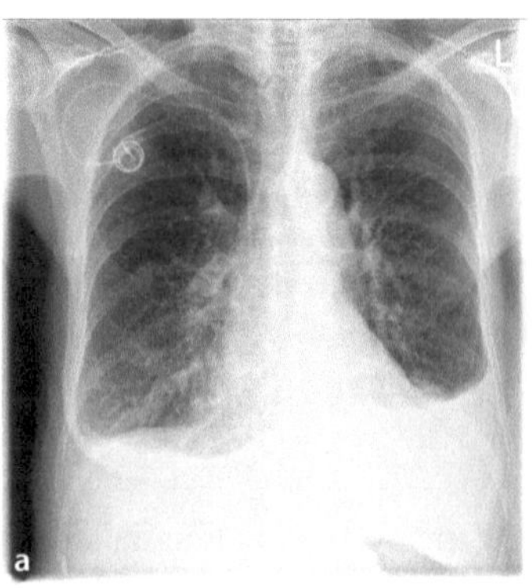
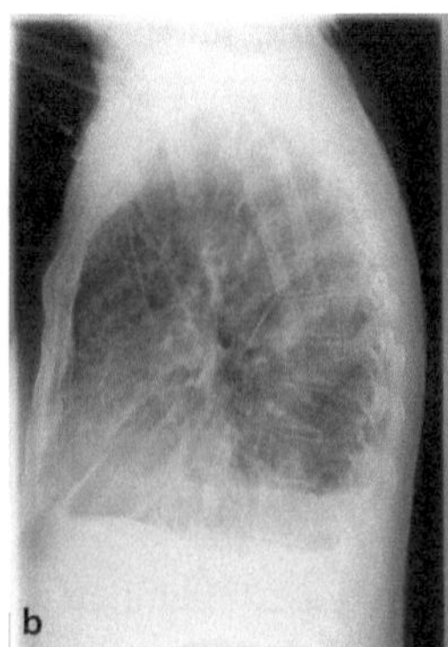

◘ **Abb. 3.15a,b**   Pleuraerguss. **a** posterior-anterior. **b** seitlich. (Aus Kahl-Scholz, Vockelmann 2017)

3. **Laborchemisch**: kleines Blutbild, Differenzialblutbild, Entzündungsparameter – CRP (C-reaktives Protein) bzw. PCT (Procalcitonin)
4. Ggf. **Pleurapunktat**: Untersuchung der Flüssigkeit des Pleuraergusses auf Proteingehalt (Eiweißgehalt), pH-Wert, Zellbestandteile (z. B. maligne Zellen), mikrobiologische Erregerdiagnostik, LDH, Glukose

Fallbeispiel

Der 72-jährige Patient wird vom Hausarzt wegen zunehmender Beinschwellung beidseits in den letzten Wochen stationär eingewiesen. Der Patient gibt darüber hinaus auch Luftnot bei längerer Belastung an, z. B. beim Treppensteigen, ansonsten keine weiteren Beschwerden. Vor längerer Zeit sei bei ähnlichen Beschwerden ein erhöhter Blutdruck festgestellt worden, weitere Auffälligkeiten aber seinerzeit nicht gefunden worden. In einer Herzkatheteruntersuchung waren die Herzkranzgefäße ohne Engstellen. Die Medikamente habe der Patient im Weiteren dann irgendwann weggelassen, da er keine Beschwerden mehr hatte, er habe bislang auch keinen Grund für regelmäßige Arztbesuche gesehen.

Der Blutdruck wird mit 165/100 mmHg gemessen, Herzfrequenz 80/min. In der Lungenauskultation fällt ein **verschärftes, bronchiales Atemgeräusch rechtsbasal** auf, die **Perkussion** zeigt an gleicher Stelle eine **Klopfschalldämpfung**, der klinische V. a. auf einen Pleuraerguss rechts bestätigt sich radiologisch, sonographisch zeigt sich zusätzlich auch ein minimaler Pleuraerguss links. Bei echokardiographischem Nachweis einer linksventrikulären konzentrischen Hypertrophie mit diastolischer Insuffizienz und auch im Verlauf hypertensiven Blutdruckwerten werden die Pleuraergüsse mit den Beinödemen als Folge einer rechtsführenden kardialen Dekompensation gesehen.

Unter diuretischer Therapie gehen die Beinödeme gut zurück, die Verkleinerung der Pleuraergüsse kann sonographisch nachgewiesen werden. Unter zusätzlicher Therapie mit ACE-Hemmer und frequenzneutralem Kalziumantagonist kann einschließlich im Langzeit-RR eine normotone Blutdrucklage bestätigt werden. Bei Entlassung ist der Patient auch in der diagnostischen Ergometrie beschwerde- und erscheinungsfrei.

3.4.3 Chronisch-obstruktive Lungenerkrankung (COPD)

Die chronisch obstruktive Lungenerkrankung (chronic obstrucitive pulmonary disease, COPD) bezeichnet eine chronisch-obstruktive Bronchitis (COB) mit oder ohne Lungenemphysem (▶ Abschn. 3.4.5). Die obstruktive Verengung der Atemwege sorgt dafür, dass es vor allem bei der Ausatmung zu einer Behinderung der Atmung kommt. Eine Einteilung des Schweregrades erfolgt nach der GOLD-Einteilung. Als „Exazerbation" werden akute Verschlechterungen der COPD bezeichnet, z. B. im Rahmen einer viralen oder bakteriellen Infektion.

■ **Epidemiologie**

Die COPD ist mittlerweile weltweit eine der führenden Lungenerkrankung und wird vor allem mit dem Rauchen in Verbindung gebracht. Die Prävalenz beträgt in Deutschland unter den über 40-jährigen ungefähr 13% (M>F).

- **Perkussion**

Sollte sich ein **Emphysem** entwickelt haben, kann es in der Perkussion zu einem **hypersonoren Klopfschall** kommen aufgrund der Überblähung der Lunge und ggf. **tiefstehende Zwerchfälle**.

- **Auskultation**

In der Auskultation ist ein **verlängertes Exspirium** zu hören, welches von **Pfeifgeräuschen** sowie **Giemen** und **Brummen** begleitet wird. Bei einem Emphysem kann es zu **abgeschwächten Atemgeräuschen**, bei Exazerbationen durch Infekte zu **feuchten Rasselgeräuschen** als Zeichen einer Pneumonie kommen.

- **Palpation**

In der Palpation kann durch eine Infiltration der **Stimmfremitus vermindert** sein.

- **Weitere Symptome**

Husten, vermehrter Auswurf und Atemnot bei Belastung zählen zu den wesentlichen Symptomen, bei chronischer Hypoxie kann in späteren Stadien eine Zyanose sichtbar werden (Blue bloater), wenn die Atemarbeit nicht zur Kompensation der brionchialen Enge ausreicht. Demgegenüber kann bei ausgeprägt kompensatorisch gesteigerter Atemarbeit eine sogenannte pulmonale Kachexie dazukommen (Pink puffer), in beiden Fällen können sich außerdem Ödeme im Rahmen einer dekompensierten Rechtsherzinsuffizienz zeigen.

> **Erhöht sich der Widerstand im Lungenkreislauf (z. B. im Rahmen einer COPD oder eines Emphysems), muss die rechte Herzkammer mehr arbeiten, um Blut in den kleinen Kreislauf zu pumpen. Es kann zu einer Herzinsuffizienz kommen, man spricht vom sog. Cor pulmonale.**

- **Wichtige Differenzialdiagnosen**
- Asthma bronchiale
- Herzinsuffizienz („Asthma cardiale")
- Bronchieektasen
- Stenosen der Luftwege/Tumore

- **4 weiterführende naheliegende diagnostischen Schritte**
1. **Röntgen-Thorax** mit Frage nach Infiltrat und Pneumothorax. Im Röntgenbild ist meist eine Zeichnungsvermehrung der Lungenstruktur zu sehen. Durch bindegewebigen Umbau des Parenchyms verlagern sich die Lungengrenzen nach kranial. Dies zeigt sich im Röntgen-Thorax auch in Form von atemunabhängig fixiert hochstehenden Zwerchfellschenkeln. In Spätstadien liegt eine Wabenlunge vor.
2. **Laborchemisch**: BGA mit der Frage nach Hyperkapnie, Entzündungswerte
3. Infektiologisch evtl. **Sputumkultur**
4. **Lungenfunktionstest** (◨ Tab. 3.4), ein typisches Zeichen einer Obstruktion ist ein verminderter Peakflow und ein stärker als normal abfallender Verlauf des Flusses in der Fluss-Volumen-Kurve. Der FEV1 ist dadurch ebenfalls deutlich erniedrigt. Da der FVC oft normal bzw. noch innerhalb der Toleranz von 80% der Norm liegt, ist auch der FEV1% in der Regel deutlich verkleinert.

<table>
<tr><td colspan="3">❑ Tab. 3.4 Schweregrad der COPD anhand der Obstruktion nach GOLD (Global Initiative for Chronic Obstructive Lung Disease)</td></tr>
</table>

GOLD-Stadium	Einschränkung	Testergebnis
1	Leicht	FEV1 > 80% Soll
2	Moderat	50% < FEV1 < 80% Soll
3	Schwer	30% < FEV1 < 50% Soll
4	Sehr schwer	FEV1 < 30% Soll

> **Belastende/invasive Diagnostik der Atemwege wie Lungenfunktion oder Bronchoskopie können die Symptomatik verschlechtern.**

Fallbeispiel

Der 62-jährige Patient wird von seiner Ehefrau zur stationären Aufnahme gebracht, sie berichtet, dass er in den letzten Tagen immer schlechter Luft bekomme, jetzt gehe die Luftnot auch in Ruhe nicht mehr weg, gelegentlich huste er auch etwas Sekret ab. Zuletzt habe er auch seine Sprays wegen der Luftnot nicht mehr nehmen können. Der Patient selbst kann bei ausgeprägter Dyspnoe keine ausführlichen Angaben machen.

Klinisch besteht mit 32/min eine erhöhte Atemfrequenz, dabei ist das Expirium deutlich verlängert, ein **expiratorisches Giemen** ist bereits ohne Stethoskop hörbar, der Patient stützt sich in der Ausatmung auf die Arme und presst dabei die Lippen zusammen. In der Auskultation ist das expiratorische Giemen **ubiquitär über allen Abschnitten** auskultierbar.

Unter dem klinischen Verdacht einer exazerbierten COPD, z. B. auf dem Boden eines bronchopulmonalen Infektes, wird vor weiterer Diagnostik in der Notaufnahme zunächst intravenös Kortison und nasal Sauerstoff gegeben. Erst nach Rückgang der Dyspoe erfolgt die weitere Diagnostik, ein pulmonales Infiltrat lässt sich nicht nachweisen, für eine infektbedingte Exazerbation der COPD spricht aber auch laborchemisch ein erhöhtes CRP, sodass auch eine Antibiose gegeben wird. Unter diesen Maßnahmen zeigt sich in den nächsten Tagen ein vollständiger Rückgang der Ruhedyspnoe, insbesondere unter forcierter Ventilation lässt sich aber zunächst noch ein exspiratorisches Giemen auskultieren.

3.4.4 Asthma bronchiale

Beim Asthma bronchiale kommt es durch extrinsische (z. B. Allergene) oder intrinsische (Infektionen, Medikamente) Faktoren zu einer chronisch-entzündliche Affektion der Atemwege, die zu einer bronchialen Hyperreagibilität führt. Eine anfallsartig wiederkehrende Atemwegsobstruktion ist die Folge. Diese Obstruktion ist jedoch spontan oder durch medikamentöse Behandlung ganz oder teilweise reversibel.

■ **Epidemiologie**

Das Asthma bronchiale zählt zu den häufigsten chronischen Erkrankungen des Menschen. Asthma bronchiale beginnt i. d. R. schon im Kindesalter und zählt zu den häufigsten chronischen Erkrankungen in diesem Lebensabschnitt. Aber auch Erwachsene können betroffen sein, man geht derzeit von einer Prävalenz bei 5% der Erwachsenen aus. Frauen sind häufiger betroffen als Männer.

▪ Perkussion

Bei Asthma bronchiale kann es zu einem **hypersonoren Klopfschall** kommen, der Ausdruck eines erhöhten Luftgehalts der Lunge ist.

▪ Auskultation

Bei der Auskultation der Lunge sind **exspiratorische Atemnebengeräusche (Giemen, Pfeifen und/oder Brummen)** zu hören. Vor allem das Giemen kann dabei vorherrschendes Geräuschphänomen sein (bzw. ein **Rhonchus**).

Die Differenzierung zu anderen Diagnosen (z. B. der COPD) ist häufig schwierig. Die ◘ Tab. 3.5 zeigt einige Anhaltspunkte, die beim Differenzieren helfen können.

▪ Palpation

Bei chronischem Asthma bronchiale kann der **Stimmfremitus vermindert** sein.

▪ Weitere Symptome

Bei einem Asthmaanfall kommt es zu akut auftretender Luftnot (Dyspnoe). Teilweise tritt Husten auf, der bei Kindern in der Regel das führende Symptom ist, daher wird hier die Diagnose „Asthma" oft erst spät gestellt. Das erschwerte Atmen und die Luftnot können zu Angstgefühlen mit Unruhe, Sprechschwierigkeiten und auch zu Übelkeit führen. Charakteristisch für Asthma ist das Fehlen von Symptomen im beschwerdefreien Intervall.

▪ Wichtige Differenzialdiagnosen

- Chronisch obstruktive Lungenerkrankung (COPD)
- Herzinsuffizienz („Asthma cardiale", ◘ Abb. 3.16)
- Rezidivierende Lungenembolien
- Verlegung der Luftwege (z. B. Entzündung der Luftröhre, Pseudokrupp)
- Vocal cord dysfunction (VCD)
- Hyperventilationssyndrom
- Erkrankungen aus dem rheumatischen Formenkreis mit Lungenbeteiligung (z. B. Sarkoidose mit pulmonaler Beteiligung)

◘ **Tab. 3.5** Differenzialdiagnose COPD vs. Asthma bronchiale

Asthma bronchiale	COPD
Schubweiser Verlauf, je nach Auslöser	Chronischer Verlauf
Symptome reversibel	Symptome progredient
Nebengeräusche bei der Auskultation meist im Schub sehr ausgeprägt	Nebengeräusche bei der Auskultation meist weniger ausgeprägt

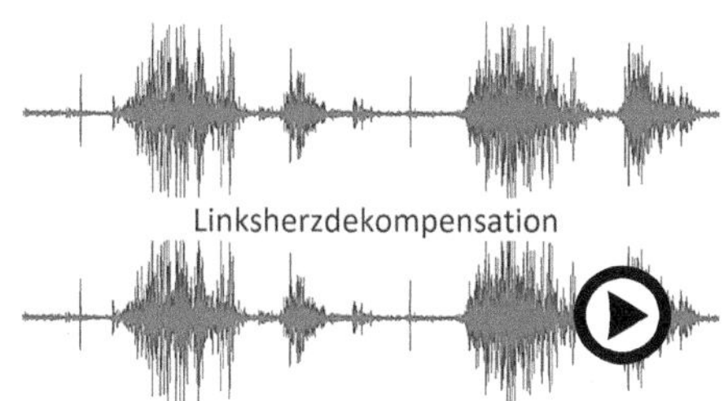

⚫ Abb. 3.16 Hörbeispiel 3.16: Lungenauskultation bei Linksherzinsuffizienz (https://doi.org/10.1007/000-0fg)

- **4 weiterführende naheliegende diagnostischen Schritte**
1. **Lungenfunktionsprüfung**
2. **Ganzkörperplethysmographie**
3. **Röntgen-Thorax**
4. **Allergietest** bei entsprechendem Verdacht

Fallbeispiel

Der 51-jährige Herr H. leidet seit seinem 40. Lebensjahr an Asthma bronchiale. Am Samstagnachmittag verschlimmert sich seine Atemnot und er begibt sich in die Notaufnahme. Der Patient ist leicht übergewichtig und er zeigt eine zunehmende Atemspastik und Atemnot. Die allergische Anamnese ergibt keine Auffälligkeiten, der Patient berichtet aber, dass er in den letzten Tagen viel im Garten gearbeitet habe.

Bei der Auskultation hört man **Giemen und Brummen über allen Lungenabschnitten.** Zuletzt wurde nur noch ein inhalatives β_2-Mimetikum angewendet. Der Verdacht eines akuten Asthmaanfalls wird gestellt und als erste Maßnahme Sauerstoff über die Nasensonde gegeben und ein venöser Zugang gelegt. Es wird 50 mg Prednisolon-Äquivalent verabreicht. Nach Abwarten des Eintretens einer deutlichen Besserung wird das weitere Vorgehen mit dem Patienten ausführlich erörtert.

3.4.5 Lungenemphysem

Als Lungenemphysem wird die irreversible Überdehnung der kleinsten luftgefüllten Strukturen bezeichnet. Es stellt den Endpunkt einer Reihe von chronischen Lungenerkrankungen (COPD, Asthma bronchiale) dar. Man unterscheidet folgende Formen:
1. Zentrilobuläres Lungenemphysem = häufigste Typ, COPD-assoziiert, lokalisiert im oberen Bereich der Lunge mit der Bildung größerer Emphysemblasen und Erweiterung der Bronchiolii respiratorii
2. Panlobuläres Lungenemphysem = meist genetisch bedingt (angeborener Mangel an Alpha-1-Antitrypsin), lokalisiert im unteren Bereich der Lunge
3. Altersemphysem = Lunge verliert mit zunehmendem Alter an Elastizität

Man unterscheidet zudem in die Typen Pink Puffer (bei den meisten Patienten, asthenisch gebauter, meist untergewichtiger Typ mit starker Atemnot, aber geringer Hypoxämie) und

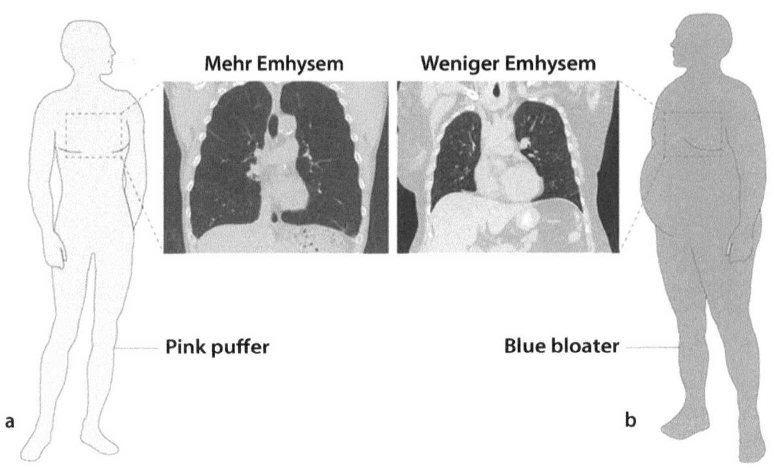

◘ **Abb. 3.17a,b**   **a** Pink puffer. **b** Blue bloater. (Aus Barnes et al. 2015)

Blue Bloater (seltener, pyknischer, übergewichtiger Typ mit geringer Atemeinschränkung, selbst bei eingeschränkter Lungenfunktion, aber ausgeprägter Hypoxämie) (◘ Tab. 3.6, ◘ Abb. 3.17).

▪ Epidemiologie

Die Zahl der Lungenemphysemerkrankten kann nicht genau angegeben werden, da das Krankheitsbild teilweise auch unter die COPD oder das Asthma bronchiale gezählt wird. In einigen Statistiken wird eine Prävalenz von 10% angegeben. Männer sind häufiger betroffen als Frauen.

▪ Perkussion

Der Klopfschall beim Lungenemphysem ist **hypersonor**. Die **Lungengrenzen** sind besonders **tiefstehend** und **wenig atemverschieblich**. Die absolute Herz- und Leberdämpfung ist aufgehoben.

▪ Auskultation

Das Atemgeräusch ist über der gesamten Lungenperipherie **abgeschwächt** oder sogar kaum hörbar. Ursache der Abschwächung ist teils die größere Übertragungsdistanz, teils wahrscheinlich die vermehrte Schallreflexion an der starren Thoraxwand.

▪ Palpation

Der Stimmfremitus ist **normal bis abgeschwächt**.

▪ Weitere Symptome (◘ Tab. 3.6)

Husten, Dyspnoe (vor allem unter Belastung) und Fassthorax

▪ Wichtige Differenzialdiagnosen

— dem Lungenemphysem zugrundeliegende Ursachen wie COPD oder Asthma bronchiale

◘ Tab. 3.6 Symptome je nach Emphysemtyp

Pink Puffer	Blue Bloater
Athletisch	Pyknisch
Untergewichtig	Übergewichtig
Atemnot	Kaum Atemnot
Hypoxämie gering ausgeprägt	Hypoxämie stark ausgeprägt (mit Polyglobulie)
pCO_2 bei fortgeschrittenen Stadien erhöht	pCO_2 erhöht
pO_2-Abfall erst bei körperlicher Belastung	
Inspiratorische Einziehung der Atemmuskeln (paradoxes Atemmuster = Thorax und Abdomen bewegen sich gegenläufig bei der Atmung)	
Ggf. pulmonale Hypertonie mit Cor pulmonale (Beinödeme, Aszites, Stauung der Halsvenen)	Ggf. pulmonale Hypertonie mit Cor pulmonale (Beinödeme, Aszites, Stauung der Halsvenen)

■ **4 weiterführende naheliegende diagnostischen Schritte**

1. **Röntgen-Thorax** (meist nur bei mittelschweren bis schweren Formen auffällig, ◘ Abb. 3.18). Wichtige Zeichen eines Emphysems sind eine erhöhte Lungentransparenz bzw. rarifiziertes Gefäßbett, abgeflachte Zwerchfellkuppeln, vergrößerter Retrosternalraum und sternovertebraler Durchmesser (auch Tiefendurchmesser genannt).
2. Hochauflösende **Dünnschicht-CT:** Durch die CT können bullöse Veränderungen u. U. schon früher erfasst werden, als im konventionellen Röntgen.
3. **Lungenfunktionstest:** Die Fluss-Volumen-Kurve zeigt eine noch stärkere Beeinflussung der Exspiration als bei einer milderen Obstruktion. Kurz nach Erreichen des maximalen Flusses sackt die Flussgeschwindigkeit stark ab. Dieser früh-exspiratorische Knick ist Folge des Bronchialkollapses, dem Zusammenfallen der Bronchialwände beim Ausatmen, welcher beim Lungenemphysem als Folge der Elastizitätsabnahme und Zerstörung des Lungengewebes auftritt. Aus gleichem Grund ist bei

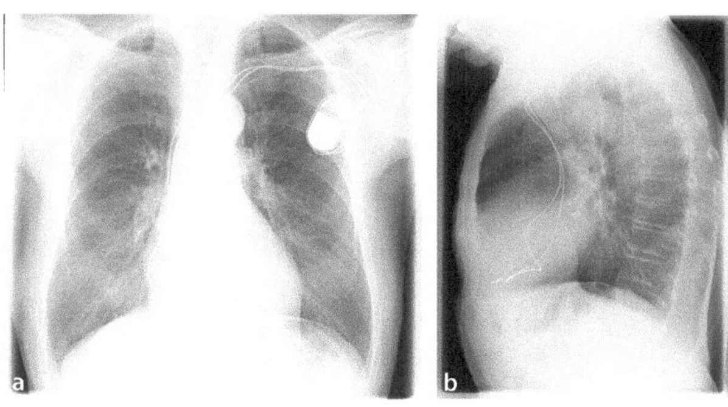

◘ **Abb. 3.18a,b**   Lungenemphysem. **a** posterior-anterior. **b** seitlich. (Aus Kahl-Scholz, Vockelmann 2017)

der Atemschleife eine golfschlägerartige Deformation im exspiratorischen Teil zu erkennen. Für die Bestimmung des Schweregrads der Überblähung wird neben den typischen Kurven auch die totale Lungenkapazität (TLC), TGV, RV und der Quotient aus RV und TLC herangezogen. Bei einer schwergradigen Überblähung kann die TLC beispielswiese mehr als 150% des Sollwertes betragen. Durch Veränderung der Atemmittellage ist auch die Vitalkapazität deutlich verringert, auch wenn es hierbei nicht um eine Restriktion im klassischen Sinne handelt.

4. **Blutgasanalyse**

Fallbeispiel

Ein 68-jähriger Patient mit Nikotinabusus bis vor 30 Jahren und einer bekannten KHK mit Z. n. Stentimplantation sowie einer arteriellen Hypertonie kommt zu Ihnen aufgrund zunehmender Belastungsdyspnoe.

In der Untersuchung können Sie nur ein **abgeschwächtes Atemgeräusch** feststellen. Hingegen sind die **Lungengrenzen nach unten verlagert** und der **Klopfschall** ist **hypersonor**. Im Röntgen -Thorax zeigen sich die typischen Merkmale eines Lungenemphysems. In der Spirometrie zeigt sich ein verminderter Tiffeneauindex auf 31 % nach Broncholyse. Zusammen mit der postbronchodilatatorisch auf 25 % verminderten FEV_1 entspricht dies somit einer sehr schweren Obstruktion.

3.4.6 Pneumothorax

Kommt es zum Eindringen von Luft in den Pleuraspalt, spricht man von einem Pneumothorax. Man unterscheidet zwischen:

- geschlossenem Pneumothorax (es sind keine äußeren Verletzungen für den Pneumothorax verantwortlich, der Luftaustritt erfolgt aus der Lunge),
- offenem Pneumothorax (durch äußeres Trauma erfolgt ein Lufteintritt),
- partiellem Pneumothorax (es kommt zum teilweisen Zusammenfallen des Lungengewebes),
- totalem Pneumothorax (kompletter Lungenkollaps),
- Seropneumothorax (mit zusätzlicher Flüssigkeitsansammlung),
- Hämatopneumothorax (es kommt zusätzlich zu einer Blutung),
- Pyopneumothorax (mit eitrigem Erguss),
- Spontanpneumothorax (tritt ohne erkennbaren Grund auf),
- bilateralem Pneumothorax (beide Lungen sind betroffen).

Ursächlich können Traumen, chronische Lungenveränderungen wie etwa Asthma oder Lungenemphysem oder eine iatrogene Ursache ausschlaggebend sein.

- **Epidemiologie**

Zur Epidemiologie des Pneumothorax in Deutschland ist wenig bekannt. Da er sehr unterschiedliche Ursachen (s. o.) haben kann, sind die Daten teilweise ungenau. Bekannt ist, dass der primäre Spontanpneumothorax eine Erkrankung des jungen Menschen darstellt, die hier gefundenen Daten zur Mortalität zeigen die deutlich schlechtere Prognose von Patienten mit Hauptdiagnose Pneumothorax in höherem Lebensalter.

- **Perkussion**

Einseitig ist ein **hypersonorer Klopfschall** vorhanden auf der Seite mit dem kollabierten Lungenflügel („Schachtelton"). Die Brustwandschwingungen werden nicht mehr durch die anliegende Lunge gedämpft. Es kann eventuell zu einer Dämpfung der Gegenseite wegen einer Verschiebung des Mediastinums kommen.

- **Auskultation**

Das **Atemgeräusch** ist **abgeschwächt bis aufgehoben**, denn infolge des Lungenkollapses ist die Ventilation und die Geräuschproduktion in den großen Luftwegen vermindert. In bestimmten Körperpositionen (z. B. beim Vorbeugen) können beim Atmen Blubbergeräusche auftreten (Wandern von Luftblasen im feuchten Pleuraspalt).

- **Palpation**

Der Stimmfremitus ist auf der betroffenen Seite **abgeschwächt** bis **aufgehoben**.

- **Weitere Symptome**

Je nach Ausprägung des Pneumothorax kommt es zur Atemnot und (meist einseitig plötzlich auftretenden) stechenden Schmerzen sowie trockenem Hustenreiz.

- **Wichtige Differenzialdiagnosen**
- Angina pectoris
- Lungenembolie
- Pleuritis
- Myokardinfarkt
- Pleuraemphysem – Eiteransammlung im Pleuraraum
- Pneumomediastinum (auch als Mediastinalemphysem bezeichnet)

- **4 weiterführende naheliegende diagnostischen Schritte**
1. **Sonographie:** Sonographisch sieht man hinter der Brustkorbwand Luftreflexe, anders als bei der normalen Lunge aber fehlt die sichtbare Lungenbewegung (Pleuragleiten), vielmehr ist die starre Luftsäule das typische Bild.
2. **Röntgen-Thorax** (◘ Abb. 3.19, ◘ Abb. 3.20), Ein Pneumothorax stellt sich im Röntgenbild als transparente und Lungengefäß-freie Struktur dar. Bei einem Mantelpneumothorax zeigt sich nur eine schmale Luftlinie (sog. Haarlinie) parallel zur Thoraxwand.
3. **CT**
4. Bei der **Inspektion** kann eine asymmetrische Thoraxexkursion auffallen, die betroffene Thoraxhälfte hinkt nach. Beim Spannungspneumothorax kann es zusätzlich ggf. zum Zwerchfelltiefstand, Zyanose, Einflussstauung kommen.

Fallbeispiel

Ein 40-jähriger bewusstseinsklarer Patient kommt zu Ihnen. Er ist recht blass und klagt über akute Schmerzen im Brustkorb und über Atemnot. Die Beschwerden haben plötzlich eingesetzt und seien schlimmer geworden. Die Schmerzen seien atemabhängig. Der Schmerz befinde sich ausschließlich im Brustkorb und eher rechts. Der Patient ist Raucher. Medikamente nimmt er keine. Bei der körperlichen Untersuchung fällt Ihnen ein allgemein etwas reduzierter Allgemeinzustand auf. Sie Halsvenen sind nicht gestaut. Es zeigt sich eine sichtbare Differenz in der

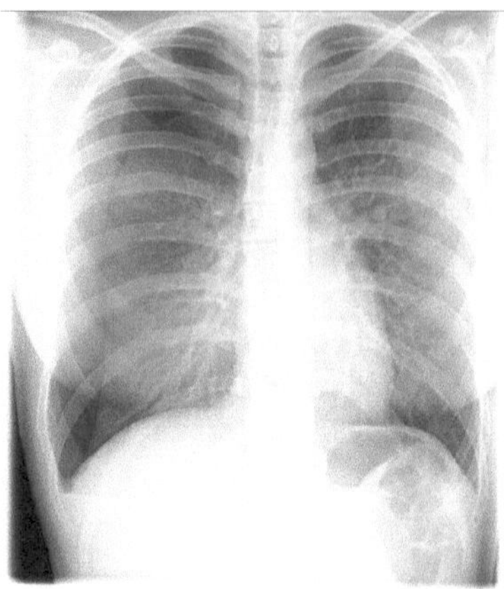

◘ Abb. 3.19   Mantelpneumothrax, Pfeil Haarlinie. (Aus Kahl-Scholz, Vockelmann 2017)

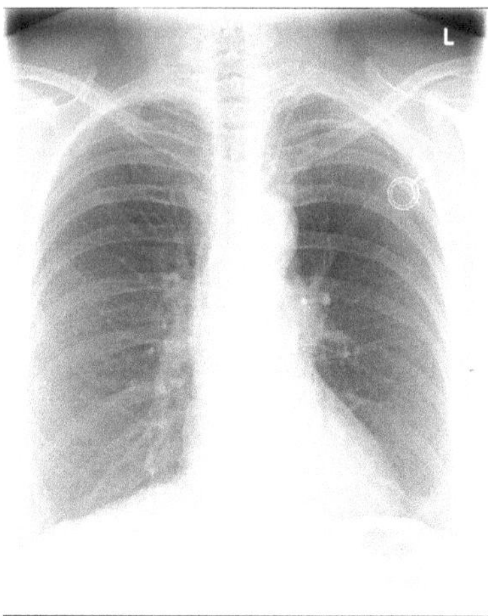

◘ Abb. 3.20   Spitzenpneumothorax. (Aus Kahl-Scholz, Vockelmann 2017)

Atemexkursion. In der Auskultation können Sie **kein Atemgeräusch auf der rechten Seite** ausmachen. Ferner stellen Sie einen **hypersonorer Klopfschall rechts** und einen **aufgehobenen Stimmfremitus rechts** fest. Der Blutdruck liegt bei 90/60, der Puls bei 120.
Im Röntgen-Thoras bestätigt sich Ihr Verdacht auf einen Spontanpneumothorax der rechten Lunge.

3.4.7 Pleuritis

Eine Pleuritis (auch als Rippenfellentzündung bezeichnet) ist eine Entzündung der Pleura, die im Rahmen einer Pneumonie, einer Krebserkrankung oder einer systemischen Erkrankung (Lupus erythematodes) hervorgerufen werden kann.

Unterschieden werden infektiöse von nichtinfektiösen Formen (◘ Tab. 3.7).

Tab. 3.7 Einteilung Pleuritis	
Infektiös	**Nichtinfektiös**
Bakteriell (vor allem Pneumokokken, Legionellen und Mykoplasmen)	Pankreatitis
Viral	Karzinomatöse Erkrankungen
Mykotisch	Lungenembolie
	Rheumatische Erkrankungen

Ferner kann in die trockene (sicca) und feuchte (exsudativa, mit begleitendem Pleuraerguss im Pleuraspalt) Form unterschieden werden.

- **Epidemiologie**

Es gibt keine verlässlichen Daten bzgl. der Häufigkeit. Jugendliche und Erwachsene bis zum 40. Lebensjahr sind am häufigsten von der Erkrankung betroffen, Männer häufiger als Frauen.

- **Perkussion**

Bei der Perkussion kommt es zu einer **Dämpfung des Klopfschalls**.

- **Auskultation**

Bei der Auskultation kommt es vor allem bei der Pleuritis sicca zu **charakteristischen Reibegeräuschen**, die als **Lederknarren** beschrieben werden. Dieses Geräusch entsteht durch die beiden Pleurablätter, die direkt aneinander reiben.

- **Palpation**

Der Stimmfremitus ist i. d. R. unverändert, ggf. je nach Ausprägung der Flüssigkeitsansammlung verstärkt.

- **Weitere Symptome**

Atemabhängiger Schmerz im Brustkorb, vor allem bei der Pleuritis sicca (trockene Pleuritis), allerdings kann eine Pleuritis auch ohne Schmerzen auftreten insbesondere wenn durch einen begleitenden Pleuraerguss (Pleuritis exsudativa) kein Reiben der Schleimhäute auftritt. Weitere unspezifische Symptome: Fieber, Atemnot und Hustenreiz.

- **Wichtige Differenzialdiagnosen**
- Pneumonie
- Lungenembolie
- Karzinom
- Pneumothorax

- **4 weiterführende naheliegende diagnostischen Schritte**
1. **Röntgen-Thorax** zum Ausschluss einer Lungenentzündung
2. **Zytologie und Bakteriologie** aus dem Pleurapunktat
3. **Blutkultur**
4. eventuell **Tuberkulose- und Rheumadiagnostik**

3.4.8 Stenosierendes Bronchialkarzinom

Unter einem Bronchialkarzinom versteht man eine bösartige Neubildung von Zellen der unteren Luftwege (Bronchien). Mit 25% aller Karzinome stellt das Bonchialkarzinom eine relativ häufige Diagnose dar, Männer sind häufiger betroffen als Frauen.

Man unterscheidet verschiedene Formen des Bronchialkarzinoms (◘ Tab. 3.8).

Die meisten Bronchialkarzinome finden sich zentral (75%), aber auch periphere oder diffuse Lokalisationen sind möglich.

Eine Metastasierung erfolgt häufig in die **Leber**, ins **Gehirn**, in die **Nebennieren** und in das **Skelettsystem**, insbesondere die Wirbelsäule.

- **Epidemiologie**

Lungenkrebs ist eine häufige Krebserkrankung in Deutschland. Bei Männern ist es die häufigste Todesursache (mit einem Anteil von 25%) und die dritthäufigste bei Frauen (15%), wobei die Erkrankungsraten bei den Frauen in den letzten beiden Jahrzehnten zu-, bei den Männern eher abgenommen haben.

- **Perkussion**

Solide Tumore der Lungenperipherie machen sich bei der Perkussion durch eine **vollständige Dämpfung des Klopfschalls** bemerkbar. Auffällig ist dies besonders bei einem Pancoasttumor der Lungenspitze, der hier ebenfalls zu einer vollständigen Dämpfung führt.

- **Auskultation**

Die Auskultation kann unauffällig sein. Bei ausgeprägten Tumoren mit Atelektase, also fehlender Belüftung des nachgeschalteten Lungenabschnittes kommt es ggf. zu einem **abgeschwächten Atemgeräusch** in der betroffenen Region. Bei stenosierenden Tumoren können manchmal örtlich begrenzte Stenosegeräusche (Giemen) auskultiert werden.

- **Palpation**

Die Bronchophonie und Stimmfremitus können durch die pulmonale Infiltration verstärkt sein.

◘ **Tab. 3.8** Bronchialkarzinomvarianten

Form		Häufigkeit in %	Lokalisation	Metastasierung
Kleinzelliges Bronchialkarzinom		15	Meist zentral	Früh
Nicht-kleinzelliges Bronchialkarzinom		85		
Davon:	Plattenepithelkarzinom	40	Meist zentral	Spät
	Adenokarzinom	35	Meist peripher	Relativ schnell
	Großzelliges Karzinom	10	Zentral wie peripher	Früh

- **Weitere Symptome**

In den Anfangsstadien meist zunächst symptomlos, dann ggf. Husten, Brustschmerzen, pfeifende Atmung, Kurzatmigkeit (Atemnot), Bluthusten (blutig tingierter Auswurf), Heiserkeit und Schwellungen im Gesicht/Hals.

Der **Pancoast-Tumor** stellt eine besondere Variante des Bronchialkarzinoms dar. Er befindet sich zunächst an der Lungenspitze, befällt aber rasch auch die Thoraxwand, den Grenzstrang und Plexus brachialis, was zu einem Horner-Syndrom führen kann mit Miosis, Ptosis und Enophthalmus).

- **Wichtige Differenzialdiagnosen**
- Bronchiektase
- COPD
- Lungenabszess/-fibrose
- Lungenembolie

- **4 weiterführende naheliegende diagnostischen Schritte**
1. **Röntgen-Thorax**
   - Unspezifische Hinweise
     - Atelektasen durch Bronchusstenose
     - persistierendes Infiltrat
     - Lungenspitzenverschattung
     - Mediastinalverbreiterung
     - einseitige Hilusvergrößerung
     - obere Einflußstauung
     - Zwerchfellhochstand (Phrenikusparese)
     - Pleuraerguss unbekannter Genese (evtl. Pleuritis carcinomatosa)
   - Weitere karzinomverdächtige Thoraxröntgenbefunde
     - zentraler Tumor mit hilifugaler endobronchialer Ausbreitung
     - Tumor mit Einschmelzung (Tumorkaverne)
     - hilärer Tumorschatten
     - Thoraxwandinfiltration
     - Segmentbronchusverschluss
     - generelle Gewebsverdrängungen
2. **Computertomographie** (◨ Abb. 3.21): Zur genauen Diagnostik und zum Tumorstaging sollte bei begründetem Verdacht eine CT erfolgen. Durch KM-Gabe können auch evtl. Gefäßverschlüsse besser beurteilt werden. Wenn eine histologische Sicherung nicht mittels Bronchoskopie gelingt, kann eine CT-gesteuerte Punktion durchgeführt werden. Das dabei bestehende Pneumothorax-Risiko lässt sich durch eine Lagerung auf der punktierten Seite reduzieren.
3. **Bronchiallavage**
4. **Tumormarkerbestimmung** (NSE, CEA, CYFRA 21-1, proGRP)

Fallbeispiel

Ein 79-jähriger Patient kommt zur Vorstellung wegen akuter Ruhe-Dyspnoe. Er klagt zudem über anhaltenden Husten, Fieber hat er keines. Bekannt sind eine COPD, arterielle Hypertonie und eine KHK.

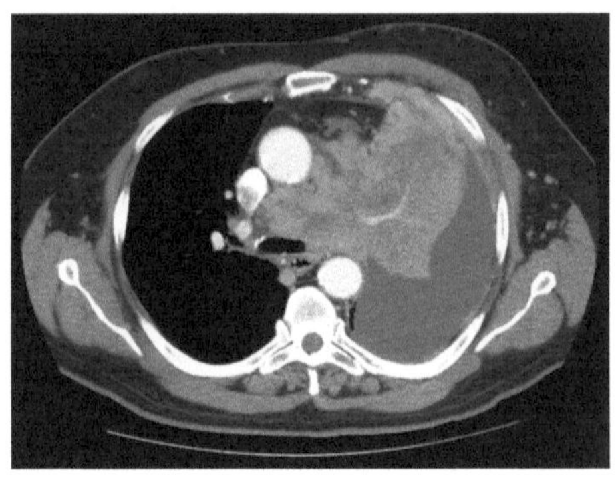

▣ Abb. 3.21 Kleinzelliges Bronchialkarzinom im CT. (Aus Hartmann et al. 2015)

Bei der Auskultation findet sich ein **abgeschwächtes Atemgeräusch** der **linken Lunge** sowie ein **hyposonorer Klopfschall**. Der **Stimmfremitus** scheint **links leicht verstärkt** zu sein. Im Röntgen-Thorax findet sich ein nicht eindeutig zuzuordnender Befund des Hauptbronchius links. In der Bonchioskopie findet sich ein exophytischer Tumorverschluss des linken Hauptbronchus distal. Die entnommende Pathologie bestätigt ein eExophytisch wachsendes mäßig differenziertes Plattenepithel-Karzinom, G2.

3.4.9 Lungenfibrose

Bei einer Lungenfibrose, der unterschiedliche Pathologien zugrunde liegen können (z. B. ARDS, Sarkoidose), kommt es zum irreversiblen fibrotischen Umbau der Lunge. Die idiopathische Lungenfibrose ist eine Sonderform der Lungenfibrose mit langsamer Progredienz. Verläuft die Erkrankung akut, spricht man von einer akuten interstitiellen Pneumonie (Hamman-Rich-Syndrom).

■ **Epidemiologie**

Es gibt wenige Daten zur Epidemiologie, da die Grunderkrankung, die Ursache ist, sehr unterschiedlich sein kann. Die idiopathische Lungenfibrose ist selten, Männer sind häufiger betroffen als Frauen.

■ **Perkussion**

Ggf. noch oben verlagerte Lungengrenzen.

■ **Auskultation (▣ Abb. 3.22)**

Auskultatorisch imponieren **feinblasige Rasselgeräusche** (initial über den basalen Lungenabschnitten), die meist am Ende der Inspiration auftreten und an das Geräusch erinnern, das beim Öffnen eines Klettverschlusses entsteht (Sklerosiphonie).

■ **Palpation**

Der Stimmfremitus ist unauffällig, ggf. etwas verstärkt.

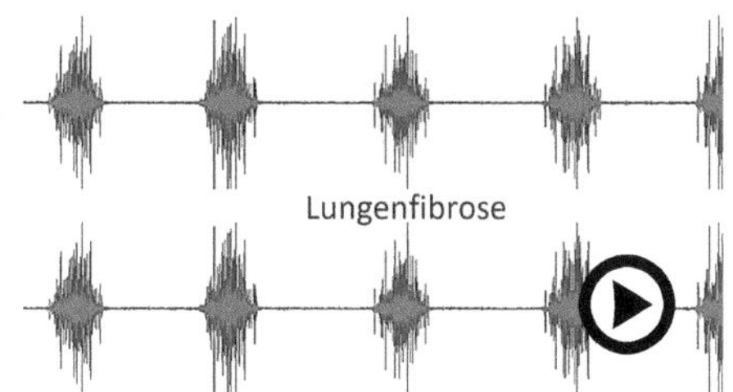

- **Weitere Symptome**

Anfangs können Belastungsdyspnoe, Tachypnoe und trockener Reizhusten imponieren. Später können dann Zyanose, Trommelschlegelfinger, Uhrglasnägel und ein Cor pulmonale sowie die terminale respiratorische Insuffizienz hinzukommen.

- **Wichtige Differenzialdiagnosen**
- COPD
- Pneumonie
- Kollagenose
- Medikamentös bedingte Lungenschädigung

- **4 weiterführende naheliegende diagnostischen Schritte**
1. **Röntgen-Thorax**/CT: Im Röntgenbild ist meist eine Zeichnungsvermehrung der Lungenstruktur zu sehen. Durch bindegewebigen Umbau des Parenchyms verlagern sich die Lungengrenzen nach kranial. Dies zeigt sich im Röntgen-Thorax auch in Form von atemunabhängig fixiert hochstehenden Zwerchfellschenkeln. In Spätstadien liegt eine Wabenlunge vor. Noch genauer erfassen als bei der Röntgenuntersuchung lässt sich die Lungenstruktur mit einer hoch auflösenden Computertomographie. In speziellen Fällen wird diese in Bauchlage durchgeführt, um lagerungsbedingte Minderbelüftungen zu vermeiden.
2. **Lungenbiopsie**
3. **Bronchiallavage**
4. **Lungenfunktionsprüfung**

3.4.10 Atelektase

Unter einer Atelektase versteht man ein Belüftungsdefizit der Lunge oder von Teilabschnitten der Lunge. Es ist eigentlich kein eigenständiges Krankheitsbild, sondern als ein Begleitsymptom anderer Erkrankungen zu werten.

Es gibt primäre (z. B: bei Lungenunreife) und sekundäre (durch Obstruktion, Kontraktion oder Kompression bedingte) Atelektasen.

Problematisch an Atelektasen ist, dass nichtoxeginiertes Blut hier in die Lungenvenen geleitet wird und es so, je nach Ausprägung des nichtbelüfteten Bereichs, zu einer Hypoxie kommen kann.

- **Epidemiologie**

Die Epidemiologie ist abhängig von der Grunderkrankung.

- **Perkussion**

Eine ausgedehnte Atelektase verursacht eine völlige **Dämpfung des Klopfschalls**. Schmale Atelektasen sind perkutorisch allerdings kaum auszumachen

- **Auskultation**

Das **Atemgeräusch** kann, je nach Ausprägung und Größe der Atelektase, ibei der Auskultation der Lunge **abgeschwächt** sein.

- **Palpation**

Ggf. **abgeschwächter Stimmfremitus.**

- **Weitere Symptome**

Hypoxämie, Atemfrequenz erhöht, Zyanose, Dyspnoe, ggf. stechende Schmerzen im Brustkorb

- **Wichtige Differenzialdiagnosen**
  - Pneumonie
  - Ggf. Lungenembolie

- **4 weiterführende naheliegende diagnostischen Schritte**
1. **Röntgen-Thorax:** Transparenzminderung und Verlagerung der Lappenspalten, ggf. Zwerchfellhochstand
2. **CT:** s. o.
3. **Sonographie:** Im Ultraschall stellt sich die Atelektase mit einem leberähnlichen Bild dar, häufig begleitet von dem o. g. Pleuraerguss.
4. **Blutgasanalyse:** ggf. pO_2- Abfall durch Shuntzunahme

3.5   Besonderheiten im Kindesalter

Die Ruheatemfrequenz ist beim kleinen Patient höher als beim Erwachsenen:
- beim Neugeborenen etwa 40-45 Atemzüge/min
- beim Säugling etwa 35-40 Atemzüge/min
- beim Kleinkind etwa 20-30 Atemzüge/min
- beim Kind etwa 16-25 Atemzüge/min
- beim Erwachsenen etwa 12-18 Atemzüge/min

> **Die Atemfrequenz ist bei Kindern höher.**

- **Atemgeräusche beim Kind**

Die Atemgeräusche beim Kind sind etwas anders als die des erwachsenen Patienten. Zum einen sind sie meistens eher hochfrequent und oft auch während der Exspiration hörbar. Das liegt an den Schallleitungseigenschaften des kindlichen Brustkorbs, aber auch daran, dass natürlich die Distanz zwischen den zentralen Luftwegen (in denen die Atemgeräusche entstehen) und der Thoraxwand (an der mittels Stethoskop abgehört wird) geringer ist – und somit das hörbare Geräusch intensiver.

- **Giemen**

Eine giemende Bronchitis bei Kleinkindern ist vorwiegend durch die anatomische Enge der kindlichen Atemwege bedingt und kein Hinweis auf die Entwicklung eines späteren Asthmas.

3.6   Besonderheiten in der Geriatrie

Bei multimorbiden geriatrischen Patienten kann die klinische pulmonale Untersuchung vor allem durch Einschränkungen der Eigenmobilisation und der Mitarbeit erschwert sein. Oft gelingt es z. B. ohne eine weitere Hilfsperson nicht, bettlägerige Patienten zur dorsalen Lungenauskultation aufzusetzen. Wenn Hilfe nicht verfügbar ist, sollte die Lunge aber möglichst trotzdem von dorsal auskultiert werden, z. B. in Linksseitenlage. Bei erschwerter Kommunikation etwa bei Hörminderung oder kognitiven Störungen können meist auch Atemkommandos nicht umgesetzt werden, oft lohnt es sich dann aber, in einer längeren Auskultation auf tiefere Atemzüge zu warten, insbesondere bei periodischem Atemmuster. Manchmal gelingt es auch, Patienten nonverbal zum tieferen Atmen anzuregen, z. B. durch atemsynchrones Anheben eines oder beider Arme oder auch durch pantomimische Aufforderung. Bei ausgeprägter bronchialer Sekretretention z. B. bei Vigilanzminderung/Übersedierung oder fortgeschrittener atemmuskulärer Schwäche kann es auch sein, dass über einzelnen Lungenanteilen in Ruheatmung gar keine Atemgeräusche auskultierbar sind und diese Bereiche erst beim Umlagern durch dann ausgelösten Husten wieder belüftet werden.

Fallbeispiel

Der 89-jährige Patient wird seit einer Schenkelhalsfraktur und Gammanagel-Osteosynthese vor einer Woche auf der alterstraumatologischen Station behandelt. Er war nach einem Schlaganfall mit nur partiell regredienter beinbetonter Hemiparese im Vorjahr ins Altenheim gezogen und aktuell dort beim Versuch allein ohne Hilfe aus dem Rollstuhl aufzustehen gestürzt. Der postoperative Verlauf ist zunächst unkompliziert, dann fällt eine Verschlechterung der Mitarbeit in der Physiotherapie, allgemeine Schwäche und schließlich Fieber bis 38,6° ohne weitere eindeutige Krankheitszeichen auf.

Auf Nachfrage kann auch der Patient außer einer allgemeinen Schwäche keine weiteren Beschwerden nennen. Klinisch ist die Auskultation der Lunge zunächst orientierend ohne größeren pathologischen Befund, das Atemgeräusch über der rechten Lunge basal scheint fraglich vermindert, allerdings ist die Auskultation im Sitzen im Bett bei mangelnder Rumpfkontrolle durch den Patienten trotz Hilfsperson schwierig. Ergänzend wird der Patient deshalb in liegender Position auf die linke Seite gedreht, was zunächst anhaltenden Husten auslöst, in der Auskultation kann dann auch rechtsbasal ein Atemgeräusch mit ohrnahen, grobblasigen Rasselgeräuschen auskultiert werden.

Im daraufhin erfolgten Röntgen-Thorax bestätigt sich der Verdacht auf eine rechtsbasale Pneumonie, laborchemisch mit deutlich erhöhtem CRP. Unter dem Verdacht auf eine evtl.

zugrundeliegende Aspiration wird der Patient auch logopädisch vorgestellt. Hier zeigt sich klinisch eine Dysphagie mit laryngealer Penetration von Flüssigkeit. Zur Objektivierung des Befundes erfolgt eine videoendoskopische Schluckdiagnostik. Neben der bereits klinisch identifizierten Penetration werden ein anteriores Leaking von Flüssigkeit (unkontrolliertes Entgleiten des Flüssigkeitsbolus in den Pharynx) sowie postdeglutitive Residuen im Sinus piriformis diagnostiziert. Nektarartig angedickte Konsistenzen können jedoch sicher geschluckt werden. Die Dysphagie ist auf dem Boden vorbestehender postapoplektischer Einschränkungen eventuell auch unter zentraler analgetischer Medikation exazerbiert. Neben antibiotischer Therapie erfolgt deshalb auch Atem- und Schlucktherapie mit Kostanpassung unter Vermeidung gemischter Konsistenzen, konsequentem Andicken von Flüssigkeiten und Anwendung von Schlucktechniken, worunter im weiteren eine kontinuierliche und anhaltende Besserung des AZ und Rückbildung der radiologischen und laborchemischen Entzündungszeichen eintritt.

Gastroenterologie

Matthias Pinkernell und Michael Gösling

Elektronisches Zusatzmaterial Die Online-Version für das Kapitel (https://doi.org/10.1007/978-3-662-56153-9_4) enthält Zusatzmaterial, das berechtigten Benutzern zur Verfügung steht. Oder laden Sie sich zum Streamen der Videos die „Springer Multimedia App" aus dem iOS- oder Android-App-Store und scannen Sie die Abbildung, die den „Playbutton" enthält.

© Springer-Verlag GmbH Deutschland, ein Teil von Springer Nature 2018
M. Kahl-Scholz (Hrsg.), *Basisdiagnostik in der Inneren Medizin*, Springer-Lehrbuch,
https://doi.org/10.1007/978-3-662-56153-9_4

Die gezielte Anamnese der Beschwerden sowie körperliche Untersuchung des Patienten in der Notaufnahme baut auf das Einschätzen und Abklären der folgenden Leitsymptome:
1. Abdomineller Schmerz
2. Blutung (Hämatemesis, Hämatochezie, okkult)
3. Erbrechen
4. Diarrhoe
5. Ikterus

Natürlich kommen diese auch in Kombination vor. Nach Abschluss der symptomorientierten klinischen Untersuchung sollte dann schon vor Erhalt der Blutergebnisse eine Verdachtsdiagnose formuliert werden können und die weiteren diagnostischen und therapeutischen Maßnahmen klar sein.

Das obligate Erheben der Vitalparameter (RR, Herzfrequenz, Atemfrequenz, Temperatur), inkl. der Vigilanz und des NRS-Schmerzscore, dienen dann lediglich der Einschätzung der Dringlichkeit.

Im Folgenden werden die häufigsten Beschwerden und akuten Erkrankungen der Gastroenterologie behandelt, die einem in der Notaufnahme sowie im stationären Alltag begegnen. Zunächst jedoch folgt eine Beschreibung der Untersuchungstechniken.

4.1   Perkussion

Mit den Fingerspitzen kann „geklopft", aber auch eine flache, locker aufliegende Hand mit Mittel- oder Zeigefinger beklopft werden (Abb. 4.1).

Es gelingt mit der Perkussion (Abb. 4.3), luftgefüllte Bereiche anhand von tympanischem Klopfschall zu identifizieren. Z. B. schwimmen bei ausgeprägtem Aszites die luftgefüllten Darmschlingen obenauf (tympanischer Klopfschall), während die Perkussion an den Seiten eine Klopfschalldämpfung zeigt. Bei Schräglage des Patienten wird der luftgefüllte Darm vom mobilen Aszites unterspült und gelangt an die höchstgelegene Stelle (Abb. 4.2).

Ebenso kann eine Größenbestimmung der Leber und Milz gelingen, in dem die luftgefüllten Bereiche apikal (Lunge) und kaudal der Organe (Intestinum) als Grenzen des tympanischen Klopfschalls genutzt werden.

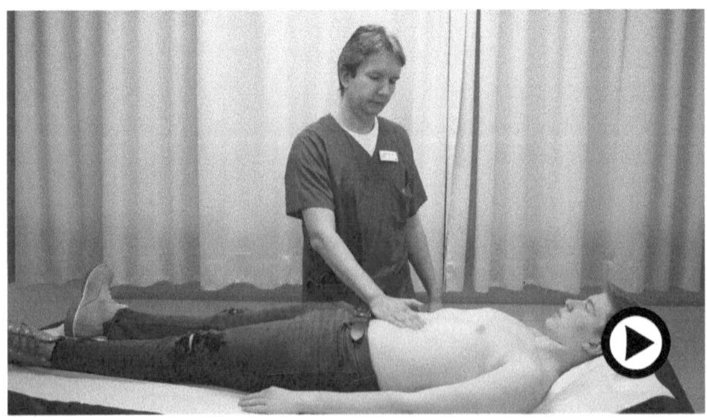

 Abb. 4.1   Video 4.1: Untersuchung des Abdomens (https://doi.org/10.1007/000-0fn)

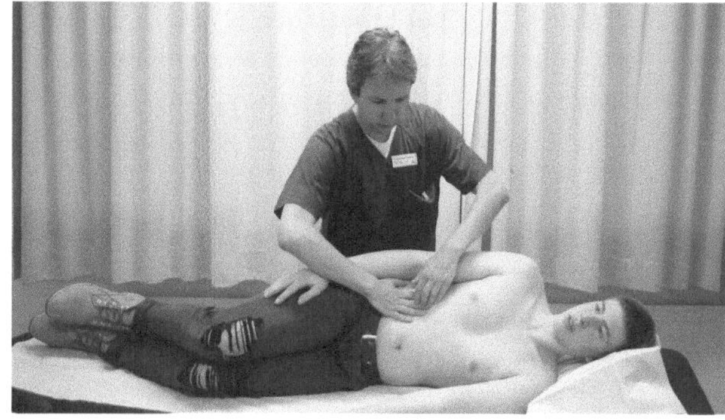

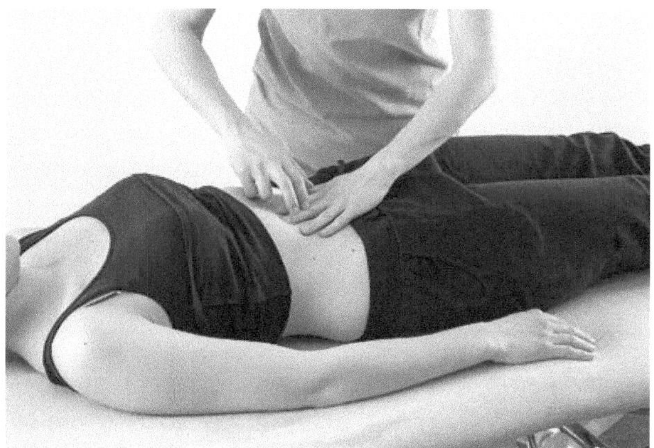

Abb. 4.3   Perkussion des Abdomens. (Aus Gestel, Teschler 2014)

4.1.1 Der Bauchschmerz – Erkennen einen Peritonismus

Viele akute Erkrankungen des Abdomens äußeren sich zunächst mit einem sog. **viszeralen Schmerz**. Dieser projiziert sich meist in die Mitte (periumbilikal oder epigastrisch). Hier ist dann häufig auch ein **Druckschmerz bei der Palpation** auslösbar. Die Ursache ist jedoch oft entfernt vom Ort der Schmerzangabe zu finden. Der viszerale Schmerz kann sich kolikartig/wellenförmig oder auch kontinuierlich äußern.

> **Tipps und Tricks**
>
> Empfehlenswert ist die Untersuchung des Abdomens in **flacher, entspannter Rückenlage**. Unbedingt sollte der Patient die Arme seitlich am Rumpf sowie Kopf und Beine abgelegt haben, um einer muskulären Anspannung der Bauchdecken vorzubeugen. Am besten wird daher die Untersuchung entfernt von der Schmerzangabe begonnen. Bei Angabe von Bauchschmerzen ist das Erkennen eines Peritonismus von großer Wichtigkeit.

Im Unterschied hierzu besteht beim **peritonitischen Schmerz** ein **unmittelbarer lokaler Reiz** des ausgesprochen gut schmerzinnervierten Peritoneum parietale. Der Patient nimmt eine Schonhaltung ein, Erschütterungen am Bett sind bereits unangenehm. Falls der Patient bereits beim vorsichtigen Beklopfen mit den Fingerspitzen des Abdomens Schmerzen äußert, dann ist der Peritonismus bewiesen.

Beim Prüfen der **Abwehrspannung** durch vorsichtiges Eindrücken der Bauchdecke in allen 4 Quadranten empfiehlt es sich, zunächst entfernt vom Schmerz mit der Untersuchung zu beginnen und einen **Loslassschmerz** zu erfragen. Bei erheblicher Angst und willkürlicher Anspannung der Bauchdecken, die die Beurteilung erschweren, kann ein ablenkendes Gespräch hilfreich sein. Typisch für die lokale Abwehr ist dann ein reflektorisches Anspannen der Bauchdecken bei leichter Kompression.

Tipps und Tricks
Falls eine lokale Abwehrspannung vorliegt, so ist die Ursache in unmittelbarer örtlicher Nähe zu finden. Der Patient gibt auf Aufforderung genau diese Stelle an. Bei der sonographischen Untersuchung des Patienten kann dann genau an dieser Stelle des maximalen Schmerzes meist die Ursache gefunden und die Diagnose gestellt werden.

4.2 Auskultation

4.2.1 Physiologie

- **Physiologische abdominelle Geräusche**

Die vom autonomen Nervensystem, nicht bewusst steuerbare Peristaltik des Magens, Dünndarms und Kolons führt durch die Bewegung von Nahrungsbrei (Chymus), Flüssigkeit und Luft zu charakteristischen Geräuschen. Die physiologische Peristaltik reicht von spärlichen, auch glucksenden Geräuschen bis hin zu lebhafter, meteoristischer Peristaltik (siehe ◘ Abb. 4.14). Es empfiehlt sich, die 4 Quadranten des Abdomens auszukultieren (◘ Abb. 4.5).

Darmgeräusche werden dann z. B. pathologisch, wenn in der frühen Phase des mechanischen Ileus der Chymus mit kräftiger Peristaltik durch ein Passagehindernis, z. B. eine Bride, gezwängt wird. Es entsteht eine hochfrequente, „klingende" Peristaltik.

Eine Enteritis kann zu sehr lebhafter Peristaltik und entsprechend auffälligem Auskultationsbefund führen (Borborygmus). Jedoch ist dieser Befund nicht besonders spezifisch und tritt sicherlich auch beim gesunden Patienten auf.

- **Warum überhaupt auskultieren?**

Auch ohne apparative Diagnostik kann man durch die vernünftige Anamnese und körperliche Untersuchung – einschließlich der Auskultation (◘ Abb. 4.5) – zur Verdachtsdiagnose, wenn nicht sogar zur Hauptdiagnose kommen. Anhand der folgenden „Top"-Krankheitsbilder der Gastroenterologie werden die verschiedenen Befunde bei der Auskultation demonstriert und erläutert.

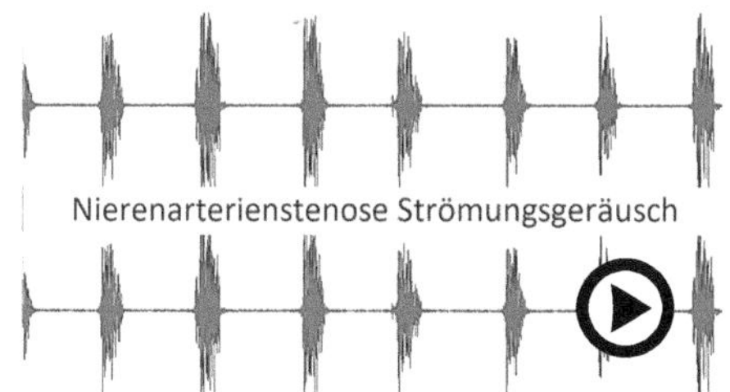

◘ Abb. 4.4 Hörbeispiel 4.4: Strömungsgeräusche bei Nierenarterienstenose (https://doi.org/10.1007/000-0fk)

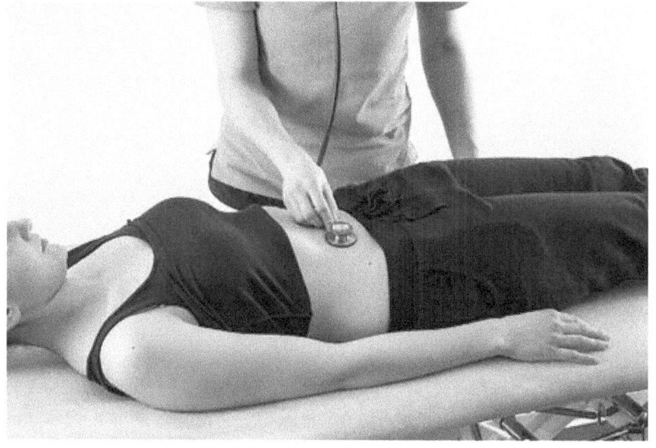

◘ Abb. 4.5 Auskultation des Abdomens. (Aus Gestel, Teschler 2014)

Letztlich kann es auch zu Zufallsbefunden kommen, wie das folgende Hörbeispiel zeigt (◘ Abb. 4.4).

4.3 Palpation

Die Einteilung des Abdomens in 4 Quadranten (rechter/linker Oberbauch/Unterbauch) wird in den Bereichen der Mittellinie ergänzt durch die Regionen epigastrisch, periumbilikal und pelvin/suprapubisch. Im Sprachgebrauch findet sich zum Ober- und Unterbauch auch der „Mittelbauch" an beiden Seiten bis zu den Flanken in Höhe des Bauchnabels.

> ❯ **Bei der Palpation (◘ Abb. 4.6) zeigt sich normalerweise in allen Bereichen eine schmerzfrei weich elastisch eindrückbare Bauchwand.**

Von Bedeutung sind das Erkennen von **Resistenzen**, z. B. bei Hepato- oder Splenomegalien (◘ Abb. 4.7), Überlaufblase oder (große) Tumoren ebenso wie das Erkennen einer Abwehrspannung/eines Peritonismus.

Längliche, aber **eindrückbare „Walzen"** über dem Dünndarm oder Kolon können auf einen Ileus, aber auch auf meteoristisch geblähte Darmschlingen bei einer Koprostase hinweisen.

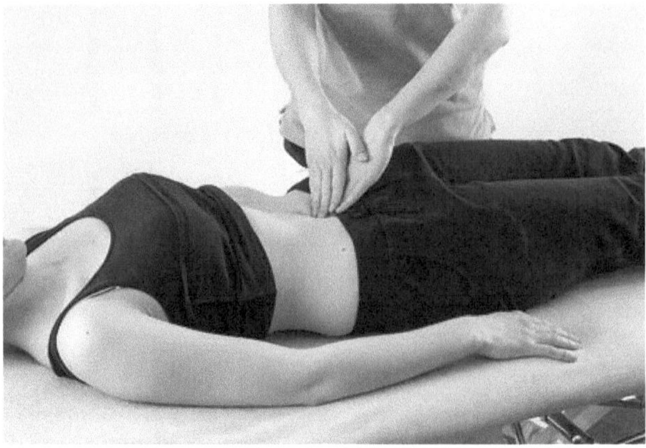

◘ Abb. 4.6   Tiefe Palpation des Abdomens. (Aus Gestel, Teschler 2014)

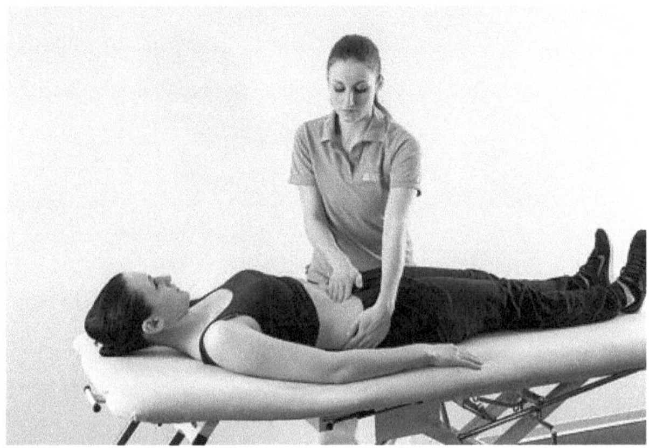

◘ Abb. 4.7   Palpation der Leber im ROQ. (Aus Gestel, Teschler 2014)

Auf die einzelnen Techniken wird noch ausführlicher in den jeweiligen Kapiteln eingegangen.

4.4   Krankheitsbilder

4.4.1   Ileus

Zwei sehr unterschiedliche Symptomkomplexe werden als Ileus bezeichnet. Zum einen der Darm„verschluss", bei dem die Darmpassage durch ein mechanisches Hindernis wie z. B. ein stenosierender Tumor oder eine Bride nicht mehr möglich ist. Zum anderen gibt es die Darm„lähmung" mit aufgehobener Peristaltik, der Paralyse. Der schon seit mehreren

Stunden oder wenigen Tagen bestehende und unbehandelte mechanische Ileus kann mit nachlassender Peristaltik in einen Zustand der Paralyse übergehen. Die alleinige Angabe eines Ileus ist natürlich keine vollständige Diagnose. Diese wird durch weitere diagnostische Maßnahmen, manchmal erst im Rahmen der Laparoskopie, gestellt.

■ **Epidemiologie**

Während beim **jungen** Patienten eher ein Volvulus oder inkarzerierte Hernien als Ursache des dann schmerzhaften, mechanischen Ileus zu finden sind, finden sich in allen Altersgruppen postoperative Verwachsungen, sog. Briden. Ebenso ist ein reflektorischer, paralytischer Ileus nach Perforationen mit Peritonitis ohne spezielle Alterverteilung beim Erwachsenen zu finden. Vor allem bei den **über 65**-jährigen treten vaskuläre, ischämische Ereignisse oder auch Obturationen wie stenosierende, kolorektale Karzinome in den Vordergrund.

■ **Auskultation**

Über allen 4 abdominellen Quadranten sollte auskultiert werden. Zu Beginn des mechanischen Ileus zeigt sich eine laute gesteigerte und klingende Peristaltik.

Im weiteren zeitlichen Verlauf des mechanischen Ileus lässt die Peristaltik innerhalb weniger Stunden nach und wird als spärlich bezeichnet, bleibt jedoch klingend, nun eher „glucksend", bis eine Paralyse, also ein **„stilles" Abdomen** eintritt (◘ Abb. 4.8).

■ **Palpation**

Eine Hauptlokalisation des **wellenförmigen, teils kolikartigen Schmerzes** z. B. im **rechten Unterbauch** kann auf eine Bride hindeuten. Ein **Peritonismus** kann vorliegen, jedoch nicht typischerweise. Insgesamt wirkt das Abdomen **gebläht** und etwas **gespannt**.

Leider wird die rektal-digitale Untersuchung oft vernachlässigt. Dabei gibt es durchaus zwei nicht seltene Krankheitsbilder, die schon in der Aufnahmeuntersuchung erkannt werden können: das **stenosierende Rektumkarzinom** sowie der mechanische Ileus bei **schwerster Koprostase** mit Kotsteinen in der Ampulla recti.

> **Unbedingt sollte auf lokale Vorwölbungen in der Bauchdecke entlang alter Laparotomienarben oder auch in der Leistengegend geachtet werden, die bei zusätzlicher Schmerzhaftigkeit auf eine akut inkarzerierte Hernie hinweist.**

■ **Weitere Symptome**

Im akuten mechanischen Ileus zeigt sich der Patient unruhig. Er berichtet von wiederholtem, großvolumigem Erbrechen.

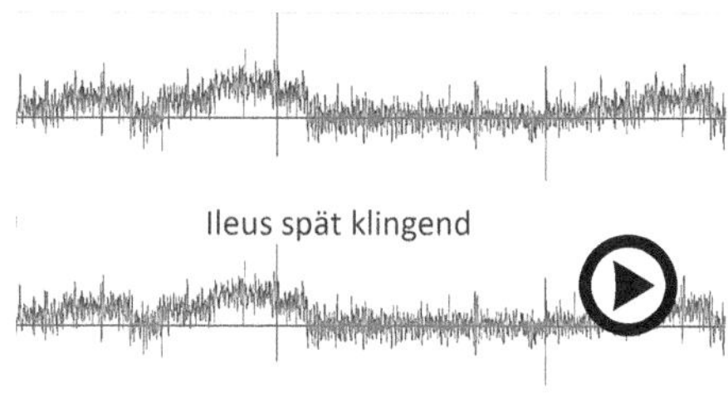

◘ **Abb. 4.8**   Hörbeispiel 4.8: Spätstadium Ileus mit Restakustik bis hin zum stillen Abdomen (https://doi.org/10.1007/000-0fm)

- **Wichtige Differenzialdiagnosen**
- **Akute Pankreatitis** (nicht klingende spärliche Peristaltik, stetiger Schmerzcharakter)
- **Hohlorganperforation** (lokaler, im Verlauf ubiquitärer Peritonismus, stetiger Schmerzcharakter)
- **Dissektion oder Ruptur der Bauchaorta** (Vernichtungsschmerz, Femoralpulse schlecht tastbar, ggf. seitendifferent, baldiger Schock)
- **Mesenterialinfarkt** (zu Beginn kein Peritonismus, stilles Abdomen, Auftreten vor allem beim nicht antikoaguliertes Vorhofflimmern beim älteren Patienten)

- **4 weiterführende naheliegende diagnostischen Schritte**
1. **Laborchemie**: zur differenzialdiagnostischen Abgrenzung, im frühen mechanischen Ileus sind meist keine Auffälligkeiten zu erheben
2. **Sonographie Abdomen**: Retentionsmagen (gut in transsplenischer Anlotung sichtbar, Magensonde!), Aszites?, die erweiterten Dünndarmschlingen lassen sich besonders gut im Ileus von „seitlich" betrachten, um der Luftblase zu entgehen; zu beachten ist auch der „Hungerdarm" im rechten Unterbauch/Ileum distal der Bride)
3. **Computertomographie Abdomen**
4. **Interdisziplinäre viszeralchirurgische Vorstellung**

Fallbeispiel

Die 60-jährige Patientin wird vom Notarzt mit V. a. obere gastrointestinale Blutung bei Hämatemesis angekündigt. In der Notaufnahme erneutes Erbrechen mit hämatinartigen Beimengungen, ein Test auf okkultes Blut im Erbrochenen fällt positiv aus. Die Patientin berichtet zudem von plötzlich einsetzenden und seit 6 h wiederkehrenden Bauchschmerzen, eher im Unterbauch, sowie wiederholt Erbrechen, zuletzt von sehr dunkler, fast schwarzer Farbe. Der Stuhlgang von vor 2 h war zwar wenig, aber von normaler Konsistenz und Farbe. Die Vitalparameter sind unauffällig, Fieber besteht nicht, die rektale Untersuchung zeigt eine leere Ampulle ohne Resistenz. Bei der weiteren klinischen Untersuchung sind die **Darmgeräusche lebhaft und klingend**, der Bauch insgesamt aufgetrieben, im rechten Unterbauch zeigt sich im Bereich einer reizlosen Laparotomienarbe bei insgesamt **diffuser Druckschmerzhaftigkeit eine leichte Abwehr**. Das im Aufnahmeraum stehende Sonographiegerät zeigt deutlich distendierte Dünndarmschlingen sowie einen weiterhin gut gefüllten Retentionsmagen, sodass von der zunächst geplanten Notfallgastroskopie Abstand genommen wird, die Patientin eine Magenablaufsonde sowie 10 mg MCP, 1 g Novaminsulfon und 1 l Ringer i.v. erhält. Nach Bestätigung eines Bridenileus im Notfall-CT (◘ Abb. 4.9) wird die Patientin einer raschen Notfalllaparoskopie zugeführt. Intraoperativ wird der Bridenileus mit kurzstreckig lividem Dünndarm bestätigt, eine Resektion dieses Segmentes wird aufgrund der schnellen Diagnostik und Intervention nicht notwendig. Bei im Verlauf stabilem Blutbild wird aufgrund der Anamnese mit Hämatinerbrechen eine ÖGD 2 Tage später ergänzt, welche bis auf eine axiale Hiatushernie unauffällig ausfällt.

4.4.2 Gastrointestinale Blutung (GIB)

Neben dem akuten/unklaren Abdomen ist die gastrointestinale Blutung mit den Leitsymptomen **Hämatemesis** und **Hämatochezie** sicherlich die häufigste gastroenterologische Notfallsituation. Nicht nur die obligate Erhebung der Vitalparameter zur Erkennung

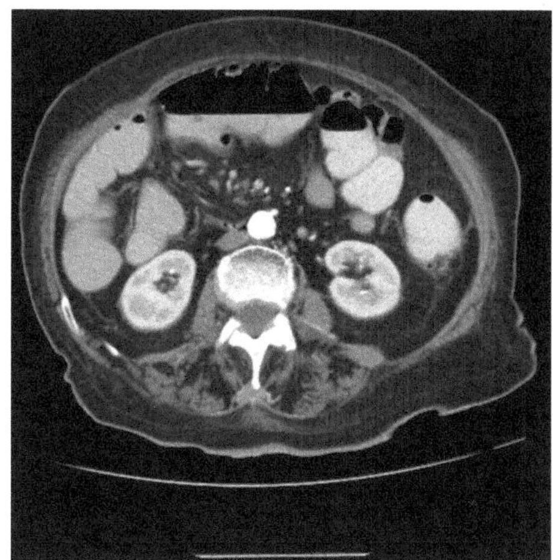

▣ Abb. 4.9   Bridenileus im rechten Unterbauch. (Aus Hartman et al. 2015)

einer hämorrhagischen Schocksituation, sondern auch die Anamneseerhebung inkl. der Medikamenteneinnahme bringen Aufschluss über die Ursache, aber auch Dringlichkeit der weiteren Maßnahmen bis hin zur Notfallendoskopie. Hier ist die Erhebung eingenommener Antikoagulantien und auch Thrombozytenaggregationshemmer für die Planung und auch Vorbehandlung vor der Endoskopie essentiell.

> **Obere gastrointestinale Blutung = Ösophagus – Magen – Duodenum bis Treitzsches Band; Mittlere gastrointestinale Blutung = Dünndarmblutung Jejunum – Ileum bis Bauhinsche Klappe; Untere gastrointestinale Blutung = Kolon - Rektum**

■ **Epidemiologie**

Die schwere gastrointestinale Blutung beim jungen, nicht vorerkrankten Patienten (und auch Kindern) ist insgesamt selten. Diese ist fast immer auf eine Meckeldivertikelblutung zurückzuführen. Ohne klare Altersverteilung sind Ulcera ventriculi et duodeni mit Blutungen verschiedener Intensität zu finden. Vor allem beim älteren Patienten sind es wiederum häufig Divertikelblutungen und Angiodysplasien.

Eine Varizenblutung im Ösophagus, seltener in der Kardia oder dem Fundus des Magens, setzt eine schwere portale Hypertension als Folge einer Leberzirrhose oder Pfortaderthrombose voraus.

Ursache für weniger schwere gastrointestinale Blutungen können z. B. eine erosive Gastritis, eine Kolitis durch NSAR (nicht steroidale Antirheumatika wie Ibuprofen oder Diclofenac), eine infektiöse Gastritis inkl. Clostridienkolitis, eine ischämische Kolitis oder auch eine Colitis ulcerosa sein. Jedoch kann eine bestehende Antikoagulation bei den vorbestehenden Erkrankungen sogar inkl. der ischämischen Kolitis zum hämodynamisch relevanten Blutverlust führen.

▪ Auskultation

Auch wenn die typische GI-Blutung keine auffällige Peristaltik bietet, so sollte die Auskultation des Abdomens zur Abgrenzung von Differenzialdiagnosen erfolgen, z. B. beim mechanischen oder paralytischen Ileus (▶ Abschn. 4.4.1).

> **Tipps und Tricks**
> Der Test auf okkultes Blut als Bedside-Test ist hilfreich zur raschen Beurteilung von „Teerstuhl" bei diagnostischen Unklarheiten, wie z. B. der Einnahme von Eisenpräparaten. Mit einer rektalen Untersuchung und Ablesen des Ergebnisses des Testes am Krankenbett ist binnen einer Minute klar, ob überhaupt eine gastrointestinale Blutung vorliegt. Die Anwendung des Testes auf okkultes Blut im Erbrochenen ist demgegenüber weniger hilfreich, da auch beim Erbrechen ohne Blutung als Ursache oft eine geringe Menge Blut nachgewiesen werden kann.

▪ Palpation

Auch die Palpation des Abdomens **kann** Hinweise auf die Lokalisation der Blutung bringen, da entzündlich-ulzeröse Veränderungen neben der Blutung auch den lokalisierten Schmerz verursachen, wie z. B. bei der Ulkusblutung aus Magen/Duodenum im rechten Oberbauch/epigastrisch oder die Divertikelblutung, ausgelöst durch eine Divertikulitis mit Druckschmerz vor allem im linken Unterbauch (◘ Abb. 4.1).

> ❯ Hämatochezie = rektaler Abgang von Blut – Blutkoageln oder auch Teerstuhl; Hämatemesis = Erbrechen von Blut oder Hämatin, Vorsicht ist geboten bei der Angabe von Hämatinerbrechen: Insbesondere bei älteren Patienten liegt häufig Miserére vor, also ein Erbrechen von Dünndarminhalt. Dieses ist für den wenig Erfahrenen kaum vom Hämatinerbrechen zu unterscheiden. Bei diesen Patienten liegt ursächlich ein Ileus vor und erfordert ein gänzlich anderes diagnostisches und therapeutisches Vorgehen.

▪ Weitere Symptome

Die **Hämatemesis** ist als sicheres Symptom einer **oberen** gastrointestinalen Blutung mit Blutungsquelle bis zum Pylorus, seltener auch bis zum Bulbus duodeni anzusehen. Eine ausgeprägte Epistaxis ist bereits vom Patienten als solche erkennbar, kann jedoch ebenfalls zum eindrucksvollen Bluterbrechen führen. Demgegenüber ist es bei der **Hämatochezie** häufig nicht möglich, vor der Bildgebung eine **obere** von der **unteren** gastrointestinalen Blutung zur unterscheiden. Falls der rektale „hellrote" Blutabgang mit normalfarbenem Stuhl vermischt oder bei der rektal-digitalen Untersuchung offensichtlich ist, dann handelt es sich sicherlich um eine **untere** gastrointestinale Blutung.

▪ Differenzialdiagnosen

- Miserére beim mechanischem oder paralytischem Ileus (s. o.)
- „Teerstuhl" aufgrund von Eisengabe

- **4 weiterführende naheliegende diagnostische/therapeutische Schritte**

Der Patient mit schwerer gastrointestinale Blutung und positiven Schockzeichen sollte ein Monitoring erhalten (auf einer IMC oder Intensivstation). Abhängig von der Indikation zur Antikoagulation und der Schwere der Blutung sollte die Antikoagulation antagonisiert werden. Beim vital bedrohten Patient kann neben einer Notfalltransfusion von noch ungekreuztem Blut auch eine hochdosierte Sauerstoffgabe kurzfristig eine Stabilisierung hervorrufen. Z. B. kann nach Intubation die Beatmung mit 100 % O_2 bis zur ersten Notfalltransfusion den Sauerstofftransport vergleichbar zu 2 Erythrozytenkonzentrate verbessern.

1. **Laborchemie** inkl. Kontrollblutbild nach 4-8 h: Liegt bereits eine Anämie vor?, Ist innerhalb kurzer Zeit ein Hb-Abfall zu beobachten? Wie ist die aktuelle Gerinnung (INR, PTT, Thrombozyten)?
2. **Sonographie Abdomen**: nur bei fraglichem Hämatinerbrechen und klinischen Hinweisen für einen Ileus sinnvoll, aber dann umso wichtiger, da die Gastroskopie im Ileus ohne Aspirationsschutz kontraindiziert wäre.
3. **Endoskopie**: Die Notfallendoskopie sollte immer zunächst als obere Intestinoskopie erfolgen. Falls eine Ösophagusvarizenblutung bei z. B. bekannter Leberzirrhose infrage kommt, dann sollte rasch und noch vor der Gastroskopie 1 mg Terlipressin als Kurzinfusion gegeben werden. Erst bei fehlendem Nachweis einer oberen Blutung/Blutungsquelle ist eine Notfallsigmoidoskopie zu erwägen. Jedoch führt diese nur selten aufgrund der Verschmutzung durch Stuhl und Blut zur Identifikation der Blutungsquelle.
4. **Computertomographie Abdomen**: Vielmehr sollte bei der hämodynamisch relevanten und noch aktiven GI-Blutung ein „Blutungs"-CT-Abdomen durchgeführt werden, um rasch die Blutungsquelle zu identifizieren und die Therapie (Endoskopie vs. interventionell radiologisches Coiling vs. Operation) zu planen.

Fallbeispiel

Ein 69-jähriger Patient wird nach Synkope während einer Hämatochezie auf der häuslichen Toilette vom Notarzt begleitet zur Notaufnahme gebracht. Hämatemesis wird verneint. Die Vitalparameter sind zwar mit RR 100/60 mmHg, Puls 72/min stabil, jedoch ist der Patient schweißig und wirkt etwas desorientiert. An Vorerkrankungen gibt die Ehefrau u. a. einen stattgehabten Myokardinfarkt vor 8 Wochen an. Die Vormedikation besteht aus ASS 100 mg, Ticagrelor 2 x 90 mg, Bisoprolol 1 x 5 mg und Simvastatin 1 x 40 mg. Die rektale Palpation ergibt den Nachweis von Koageln und dunklem Blut. Das Blutbild zeigt eine unauffällige Thrombozytenzahl und ein Hämoglobin von 8,7 mg/dl. INR und PTT sind normwertig. Die Ehefrau gibt an, dass die beiden noch vor 2 h zu Mittag gegessen haben.

In der klinischen Untersuchung zeigt sich die Bauchdecken **weich ohne klare Schmerzangabe** bei jedoch eingeschränkter Vigilanz. Die **Darmgeräusche sind rege** (◻ Abb. 4.10), nicht klingend. In rektalen Untersuchung zeigt sich Frischblut am Fingerling. Bei dem Patienten wird aufgrund der Störung der Mikrozirkulation mit Enzephalopathie und der klinischen Kreislaufinsuffizienz ein hämorrhagischer Schock diagnostiziert und die vom Notarzt begonnene Volumentherapie fortgesetzt. Eine Gastroskopie wäre nicht ohne Schutzintubation

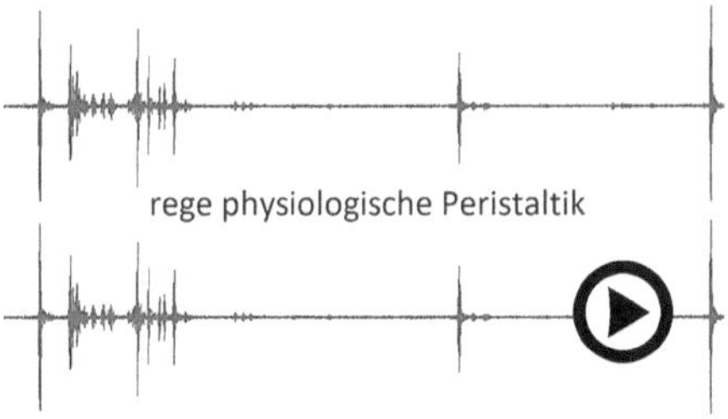

Abb. 4.10 Hörbeispiel 4.10: Darmgeräusche rege (https://doi.org/10.1007/000-0fj)

möglich. Zur Vorbereitung einer solchen wird die Infusion von Erythromycin i.v. vorbereitet. Eine Koloskopie wäre auch unter Zuhilfenahme eines Endowashers ohne perorale Vorbereitung wohl lediglich nach Schutzintubtation möglich. Nach zusätzlicher Gabe von MCP 10 mg i.v. wird sodann eine Computertomographie des Abdomens durchgeführt, die bereits wenige Minuten nach Injektion des Kontrastmittels einen Blutungsnachweis im Zökum/C. ascendens erbringt. Da eine Pandivertikulose und kein Hinweis für einen Tumor vorliegen, wird die Indikation zur transarteriellen Embolisation gestellt und die Blutung durch Abgabe von Coils selektiv in den Bereich der Blutung interventionell radiologisch gestoppt. Insgesamt wird lediglich ein Erythrozytenkonzentrat transfundiert. Die Ticagrelorgabe muss fortgesetzt werden, lediglich ASS 100 mg wird für 5 Tage unterbrochen. Am Tag nach der Blutung kann eine Koloskopie die Pandivertikulose bestätigen und nach Kolonlavage bei sauberen Verhältnissen ein Polyp oder ein Tumor im proximalen Kolon ausgeschlossen werden. Durch betont blassere Schleimhaut ist der Bereich des Coilings erkennbar. Zwei kleinere, als Blutungsquelle infrage kommende Divertikel werden ergänzend mit Hämoclips verschlossen.

4.4.3 Ikterus

Bei deutlicher Erhöhung des Bilirubins – sowohl des direkten/konjugierten als auch des indirekten/nicht -konjugierten – kommt es zum Symptom Ikterus (Gelbsucht). Ursächlich sind verschiedene Erkrankungen. Während der häufigere Gallestau immer zur Erhöhung des direkten Bilirubins führt, führt die seltenere Hämolyse immer zur Erhöhung des indirekten Bilirubins. Bei Ursachen in der Leber, z. B. durch eine virale Hepatitis oder auch ein toxisches Leberversagen, sind beide Konstellationen möglich, jedoch weiterhin die Erhöhung des direkten Bilirubins häufiger. In jedem Falle erfordert der Ikterus eine rasche Abklärung.

▪ Epidemiologie

Im klinischen Alltag dominant ist der posthepatische Ikterus als Folge eines Gallestaus. Der schmerzlose Ikterus ist immer verdächtig auf eine maligne Genese und beim älteren Patienten häufiger zu finden. Bei der Gelbsucht und gleichzeitigem Auftreten von Koliken ist meist eine Choledocholithiasis vorhanden, diese tritt ohne spezielle Altersverteilung vom jungen Erwachsenen bis hin zum sehr alten Patienten auf. Dies trifft auch auf eine virale oder auch (medikamenten-)toxisch bedingte Hepatitis zu.

- **Palpation**

Die Palpation des Oberbauchs ist für die meisten Patienten mit Ikterus unangenehm und
damit unspezifisch. Bei den wenigen Patienten mit **Abwehrspannung** im **rechten Oberbauch** oder **epigastrisch** liegt begleitend zum Ikterus eine einhergehende Diagnose wie
z. B. Pankreatitis oder auch eine Cholezystitis bei Choledocholithiasis vor.

> **Tipps und Tricks**
>
> Die Lebergröße kann auch ohne Sonographie gut klinisch mit 2 Methoden gemessen
> werden. Zum einen kann die in ► Abschn. 4.2 anfangs erwähnte Perkussion angewandt
> werden. Oder es wird durch Auflegen der Stethoskopmembran unmittelbar
> subxiphoidal und horizontalem Bestreichen der Haut über der vermuteten Leber
> die kraniale und kaudale Begrenzung der Leber an der Thoraxwand gehört. Die
> kraniale und auch die kaudale Grenze der Leber führt zur deutlichen Abschwächung
> des Streichgeräusches bei der Auskultation (Normalwert <= 12 cm der Leber in der
> **kraniokaudalen Ausdehnung**).

- **Weitere Symptome**

Ab einem Serum-Bilirubin von 2–4 mg/dl wird der Ikterus zunächst im Bereich der
Skleren und Konjunktiven auffällig. Auf Nachfrage berichten die Patientin dann bereits
von braunem Urin. Beim fortgeschrittenen posthepatischen Ikterus sowie beim intrahe-
patischem Ikterus mit Konjugationsstörung ist der Stuhl lehmfarben-entfärbt. Aufgrund
der Einlagerung von Bilirubin in die Haut führen fortgeschrittene cholestatische Lebererkrankungen zum Juckreiz und dann auch zu sichtbaren Kratzartefakten.

- **Differenzialdiagnosen**

Posthepatisch:

Choledocholithiasis:
- meist ein schmerzhafter Ikterus bis hin zu rezidivierenden Koliken vorliegend,
  zumindest in den Tagen zuvor ist eine Gallenkolik erinnerlich (bzw. intervall-
  schmerzen, die in den Rücken oder das Schulterblatt ausstrahlten)
- häufig ist eine Cholezystolithiasis bekannt
- Übelkeit, Erbrechen

Cholezystitis mit Hydrops oder Mirrizzi-Syndrom (Kompression des DHC durch die
hydropische Gallenblase):
- Zusätzlich zum schmerzhaften Ikterus kann eine Abwehrspannung aufgrund der
  Cholezystitis vorliegen.

Maligne Kompression oder Obstruktion des Ductus hepatocholedochus oder Ductus
choledochus:
- z. B. Pankreaskopfkarzinom, maligne Lymphknoten im Leberhilus, Lebermetas-
  tasen mit Kompression im Bereich Leberhilus oder Klatskintumoren
- typische Ursache des schmerzlosen Ikterus

- Die Patienten berichten auf Nachfrage ggf. von Appetitminderung und bereits erfolgter Gewichtsabnahme
- brauner Urin und lehmfarbener, entfärbter Stuhl ist regelhaft vorhanden

Intrahepatisch

Virale Hepatitis und Autoimmunhepatitis:
- Der Ikterus ist Ausdruck einer akuten Hepatitis A, B oder E, die akute Hepatitis C mit Ikterus ist eine Rarität
- Einhergehend mit deutlichem Krankheitsgefühl, subfebrilen Temperaturen
- Übelkeit, Völlegefühl, Oberbauchdruckschmerz, Hepatomegalie, (medikamententoxische) Hepatitis

M. Meulengracht, verschiedene Konjugationsstörungen:
- Der Ikterus ist meist gering ausgeprägt
- Patient sind ansonsten asymptomatisch. Im Rahmen eines anderweitigen Infekts kann es zu deutlicheren Bilirubinerhöhungen kommen
- Die weiteren Leberwerte, insbesondere Transaminasen sind nicht erhöht

Prähepatisch

Verschiedene hämolytische Syndrome:
- Akute hämolytische Syndrome führen häufig zu unspezifischen Bauchschmerzen bis hin zum Bild eines akuten Abdomens
- Der Urin ist dunkel, zu einer Stuhlentfärbung kommt es nicht

> **Beim Auftreten einer hepatischen Enzephalopathie ist immer rasches Handeln notwendig.**

Hepatische Enzephalopathie: Bei vorbekannter Leberzirrhose ist die hepatische Enzephalopathie zusammen mit z. B. der Aszitesbildung ein klinisches Zeichen einer hepatischen Dekompensation. Meist ist eine konservative Therapie vor allem als Infektbehandlung ausreichend. Eine gastrointestinale Blutung sollte als weitere Ursache ausgeschlossen werden. Im Unterschied hierzu gilt bei bisher gesunder Leber die hepatische Enzephalopathie z.B. aufgrund einer fulminanten Hepatitis oder auch einer Paracetamolintoxikation immer als Warnzeichen für eine bald notwendige lebensrettende Lebertransplantation oder Leberdialyse. Bei diesen Patienten sollte rasch die Kontaktaufnahme mit einem Transplantationszentrum erfolgen.

- **4 weiterführende naheliegende diagnostische Schritte**
1. **Sonographie Abdomen:** Beim Ikterus dient die abdominelle Sonographie dem Erkennen und Ausschließen eines Verschlussikterus. Hierbei sollten sowohl die intra- und auch die extrahepatischen Gallenwege beurteilt werden. Die Ursache des Verschlussikterus kann oft ebenfalls sonographisch erkannt werden. Bei der Befundung der Gallenwege sollte der Terminus *„Erweiterung der intra- oder extrahepatischen Gallenwege"* verwendet werden, damit es nicht zu Verwechslungen mit den bereits erwähnten Begriffen prä-/intra-/posthepatische Cholestase kommt. Diese orientieren sich an dem Ort der Konjugation des Bilirubins.

> ❯ Das Zusammentreffen der Symptome Ikterus mit Schmerzen und insbesondere Fieber erfordert eine schnelle Diagnostik und Therapie. Falls in der abdominellen Sonographie zudem der Aufstau der Gallenwege dokumentiert werden kann, besteht bereits die Indikation zur ERC (endoskopischen retrograden Cholangiographie) innerhalb von 24 h, im Falle des septischen Schocks sofort.

2. **Laborchemie**
   - Die Differenzierung in direktes und indirektes Bilirubin sollte spätestens dann durchgeführt werden, wenn keine laborchemische Cholestase (GGT und AP) oder sonographische Erweiterung der Gallenwege besteht. Im Zweifel muss zum Erkennen einer Hämolyse das Haptoglobin bestimmt werden.
   - Eine bakterielle Cholangitis führt rasch zu Fieber, Leukozytose und CRP-Erhöhung.
   - Bei fehlender Einnahme einer Antikoagulation kann der Quickwert als Leber-syntheseparameter aus 3 Gründen pathologisch sein:
     1. Bei der schweren septischen Cholangitis oft zusammen mit einer Thrombo-zytopenie als Ausdruck einer disseminierten intravasalen Koagulation.
     2. Eine virale Hepatitis, eine Autoimmunhepatitis oder eine (medikamenten-) toxische Hepatitis führt bereits zum Bild des Leberversagens.
     3. Ein schon seit sicher >2 Wochen bestehender Verschlussikterus führt zur eingeschränkten enteralen Vitamin-K-Resorption aus der Nahrung, da zur Vitamin-K-Aufnahme die Gallensäuren notwendig sind.
   - Die Hepatitis A führt zusätzlich zum Ikterus zum klinischen Bild einer Gastroenteritis. Zur Diagnostik einer viralen Hepatitis ist die Laborchemie unerlässlich:
     - Hepatitis A: Anti-HAV-IgM-Antikörper oder Hepatitis-A-DNA im Stuhl mittels PCR, Hepatitis B: Anti-HbC-Antikörper und Hb-S-Antigen, Hepatitis E: Anti-HEV-IgM-Antikörper
   - Auch eine CMV-, EBV-, HSV-1- und 2-Hepatitis kann zum Ikterus führen.
   - Eine Autoimmunserologie ist als Notfalldiagnostik nicht schnell verfügbar.

3. **Endosonographie**: Eine präpapilläre Choledocholithiasis ist in der konventionellen transkutanen Sonographie oft kaum erkennbar. Falls differenzialdiagnostisch nach Ausschluss anderer Ursachen weiterhin eine Choledocholithiasis möglich, so sollte vor Durchführung einer ERC doch eine Endosonographie durchgeführt werden. Diese ist in der Lage eine Choledocholithiasis auszuschließen und dabei weniger komplikativ als die ERCP.
4. **Magnetresonanztomographie**: Bei nicht verfügbarer Endosonographie kann die MRCP durchgeführt werden, jedoch ist diese in der Aussagekraft einer präpapil-lären Choledocholithiasis eingeschränkt. Bei Verdacht auf einen Klatskintumor ist wiederum die Durchführung einer MRCP noch **vor** weiteren therapeutischen Maßnahmen wie z. B. eine ERC oder PTCD wichtig zur Beurteilung einer lokalen Operabilität des Tumors.

(**Leberpunktion**: Sollte trotz rascher Bildgebung und laborchemischer Untersuchungen die Genese einer deutlichen Leberwerterhöhung unklar bleiben, dann kann die Gewin-nung der Leberhistologie in den meisten Fällen die Ursache klären. Bei bereits einsetzender

Einschränkung der Lebersynthese kann sie auch als Notfalluntersuchung schnell durchgeführt werden.)

Fallbeispiel
Eine 22-jährige adipöse Patientin wird mit Ikterus seit ca. 3 Tagen zur stationären Aufnahme eingewiesen. Sie berichtet über Völlegefühl, Schlappheit und wenig Appetit seit 1 Woche. Die Medikamentenanamnese ist bis auf Ibuprofen 400 mg alle paar Wochen leer. Fieber trat nicht auf. In der klinischen Untersuchung ist der Haut- und Konjunktivalikterus gut sichtbar. Im **rechten Oberbauch** und **epigastrisch** besteht **Druckschmerz bei leichter Palpation**, jedoch **keine** eindeutige **Abwehrspannung**. Die **Darmgeräusche** sind **gemindert**, nicht klingend. Laborchemisch zeigen sich folgende Werte: Bilirubin ges. 11 mg/dl, Bilirubin direkt 8,2 mg/dl. GOT 822 U/l, GPT 623 U/l, AP 447 U/l, GGT 595 U/l, LDH 392 U/l. CRP 2,2 mg/dl (Norm <0,5). Die Virusserologie bezüglich Hepatits A, B, C sowie EBV, CMV und HSV ½ Serologie ist leer. Die Autoantikörper bezüglich ANA/ENA, AMA, ASMA, weitere Werte sind noch ausstehend. Das Ferritin ist mit 488 mg/dl erhöht, die Transferrinsättigung mit 52 % ebenfalls erhöht. Die Sonographie der Gallenwege zeigt eine Cholezystolithiasis, der Ductus hepatocholedochus ist mit 6 mm noch normal weit. Am Folgetag sind das Bilirubin und die Transaminasen noch deutlich gestiegen, sodass die Indikation zur Leberpunktion gestellt wurde. Hier zeigt die wiederum 24 h später eintreffende Histologie den Befund einer Cholestase mit nur geringer periduktaler entzündlicher Infiltration. In der darauf durchgeführten Endosonographie bestätigt sich der nur grenzwertig weite DHC bis 6,5 mm, jedoch mit präpapillärer Choledocholithiasis. Diese wird in einer ERC nach Papillotomie mit dem Dormiakörbchen entfernt. In der Folge fallen sämtliche Leberwerte ab. Wenige Wochen später zum Zeitpunkt der Cholezystektomie sind alle Leberparameter wieder normalisiert.

4.4.4 **Leberzirrhose**

Jahrelange toxische oder entzündliche Schädigungen der Leber können zur Leberzirrhose führen. Das klinisch frühe Stadium (z. B. Child-Pugh A) kann lediglich histologisch mittels Leberpunktion diagnostiziert werden. Nicht die Leberzirrhose an sich, sondern die Folgeerkrankungen bedingen die Morbidität und die Mortalität. Die portale Hypertension führt zur Ausbildung von Ösophagusvarizen sowie zum Aszites und damit auch zum wichtigen Krankheitsbild der spontan bakteriellen Peritonitis. Die eingeschränkte Leberfunktion zusammen mit den Kollateralkreisläufen verursachen die Enzephalopathie. In fortgeschrittenen Stadien der Leberzirrhose tritt zudem das hepatorenale Syndrom auf, welches oft lebenslimitierend ist. Häufige Todesursache sind zudem neben bakteriellen Infekten mit Sepsis das hepatozelluläre Karzinom, welches in der weit überwiegenden Mehrzahl erst in der zirrhotischen Leber zu finden ist.

Entgegen der früheren Lehrmeinung hat die Leberzirrhose vor allem bei chronischer Virushepatitis und bei frühem klinischen Stadium das Potential, wieder reversibel zu sein.

- **Epidemiologie**
Der weitaus häufigste Grund für die Leberzirrhose ist in Mitteleuropa weiterhin nutritiv-toxisch ohne spezifische Geschlechterverteilung. Hier wird die alkoholtoxische Genese

auf dem Boden einer ASH (alkoholische Steatohepatitis) sowie die NASH (nicht-alkoholische Steatohepatitis) subsummiert. Auch trotz der besseren Behandlungsmöglichkeiten sind als weitere Genese die chronische Hepatitis B und C zu nennen, die nicht selten erst bereits im Stadium der Leberzirrhose erstdiagnostiziert werden.

Die bereits seit Jahren bestehende ursächliche Noxe bedingt, dass das klinische Bild der Leberzirrhose meist erst ab dem 40. LJ und dann mit steigender Häufigkeit auftritt. Dies trifft auch auf die seltene Speichererkrankung, der Hämochromatose zu. Bei der Kupferspeichererkrankung Morbus Wilson besteht zum Zeitpunkt der Leberzirrhose bereits meist eine neurologische Problematik, die bereits zur Diagnose geführt hat.

- **Perkussion**

Bei ausgeprägtem Aszites schwimmen die teils luftgefüllten Dünndarmschlingen obenauf, während der Aszites unten und an Seiten mit **gedämpften Klopfschall** zu erkennen ist. Bei Schräglage des Patienten wird der luftgefüllte Darm vom mobilen Aszites unterspült und gelangt an die höchstgelegene Stelle mit dann veränderter Lage des **tympanitischem Klopfschall.**

- **Palpation**

Die Palpation der Leber ist bei tiefer Inspiration auch bei normgroßer Leber möglich. Mit der **Kratzauskultation** kann diese ohne Ultraschall annähernd bestimmt werden. Eine ausgeprägt **grobknotige Leberzirrhose ist gut manuell palpabel.** Differenzialdiagnostisch muss hier auch an eine Metastasenleber gedacht werden.

- **Weitere Symptome**

Die Leberzirrhose führt zu mehreren, klinisch auffälligen Erscheinungen:
1. Leberhautzeichen wie Palmarerythem, Weißnägel, Teleangiektasien, Spider naevi, Caput medusae, Gynäkomastie, Bauchglatze
2. Aszites, dieser ist jedoch erst bei deutlicher Ausprägung sichtbar und palpabel
3. Sarkopenie, Kachexie

> **Eine akute Verschlechterung der bisher stabilen/kompensierten Leberzirrhose äußert sich zum Beispiel mit dem neuen Auftreten von Aszites (hydropische Dekompensation), einer Verschlechterung der Enzephalopathie oder auch eines hepatorenalen Syndroms. Natürlich kann hier ein zusätzlich verstärkter Alkoholkonsum ursächlich sein, jedoch muss unbedingt nach weiteren Auslösern der Dekompensation gesucht werden, um sie zu behandeln. Diese sind:**
> 1. **eine obere gastrointestinale Blutung (führt vor allem zur Enzephalopathie),**
> 2. **eine spontan bakterielle Peritonitis (tritt zwar erst bei Aszites auf, verstärkt diesen aber deutlich und führt gerne zur Enzephalopathie und auch hepatorenalem Syndrom),**
> 3. **jeder andere (fieberhafte) Infekt kann zur hepatischen Dekompensation führen.**

- **Differenzialdiagnosen und 4 weiterführende naheliegende diagnostische Schritte**

Zum einen ist für die Behandlung der Leberzirrhose die Ursache entscheidend. Des Weiteren sieht man sich in der Notaufnahme bereits mit den Folgen einer hepatischen Dekompensation und Folgeerkrankungen konfrontiert:

1. **Laborchemie:**
   - Nutritiv-toxische Leberzirrhose, alkoholbedingt (ASH) oder auf dem Boden einer Fettleberhepatitis (NASH). Entscheidend ist hier die **Anamnese** bezüglich der Menge und Dauer des Alkoholkonsums zum einen und zum anderen die Vorerkrankungen vor allem des Diabetes mellitus, metabolisches Syndrom sowie auch Dauer und Ausprägung der Adipositas. Es gibt bisher keinen beweisenden laborchemischen Parameter. In der Histologie finden sich dann hinweisende Veränderungen für die Zirrhose auf dem Boden einer ASH (Mallorykörperchen) oder NASH.
   - Chronische Virushepatitis. Bei jeder unklaren Hepatopathie inkl. Leberzirrhose gehört die **Virusserologie** bestimmt. Bei einer Leberzirrhose kann lediglich eine chronische Virushepatitis B oder C infrage kommen. Bezüglich der Hepatitis B sollten als Suchtest die HbC-Antikörper und das Hepatitis-B-Antigen und für die Hepatitis C die HCV-Antikörper bestimmt werden.
   - Autoimmunhepatitis. Es sind zu 80 % Frauen betroffen. Es findet sich eine deutliche **Erhöhung der Immunglobuline** vor allem vom Typ IgG. Es lassen sich häufig Autoantikörper wie ANA/ENA, ASMA, LKM nachweisen sowie andere Antikörper wie pANCA oder das lösliche Leberantigen (SLA). Antimitochondriale Antikörper, insbesondere der AMA-Subtyp M2 zeigen sich bei der primär biliären Zirrhose (PBC). Zur Diagnosesicherung ist eine Leberbiopsie erforderlich.
   - Medikamentös-toxisch. Eine Vielzahl chronisch eingenommener Medikamente können eine Hepatopathie mit akutem/subakutem Leberversagen verursachen: z. B. Paracetamol in toxischen Mengen, aber auch NSAR, Anabolika, Antibiotika wie z. B. die Clavulansäure und Immunsuppressiva wie z. B. Methotrexat, eine Sonderform wiederum, die granulomatöse Hepatitis z. B. auch durch Allopurinol oder Hydrochlorothiazid. Ebenso immer wieder vorkommend Nahrungsergänzungsmittel und auch die Pestizidbelastung in z. B. grünen Tees. Zur Entwicklung einer Leberzirrhose im Gegensatz zum Leberversagen führt dann oft eine zusätzliche Noxe.
   - Speicherkrankheiten. Wertvoll ist häufig der anamnestische Hinweis des Patienten auf gehäufte Lebererkrankungen in der Familie:
   - Bei der Hämochromatose findet sich eine typische Laborkonstellation mit hohem Ferritin und erhöhter Transferrinsättigung (Bestimmung von Transferrin und Serumeisen). Diese Konstellation finden sich jedoch bei fast jedem akuten Leberversagen, sodass unbedingt die Bestimmung des Hämochromatose-Gens zur Diagnostik unablässig ist. Hier muss dann eine homozygote Form der Hämochromatose einer der beiden Hämochromatose-Gene vorliegen (C282Y und H63D) oder auch eine Compoundheterozygotie, also beide Gene sind heterozygot verändert. Dies ist eine der Situationen, in denen dann eine Leberbiopsie nicht mehr durchgeführt werden muss.
   - Die Diagnosesicherung eines Morbus Wilson ist schwieriger. Hier kann eine Erniedrigung des Coeruloplasminspiegels gesehen werden, damit auch die Kupferkonzentration im Serum. Die Kupferausscheidung im Sammelurin ist erhöht. Bei Durchführung einer Leberbiopsie sollte das Kupfertrockengewicht in einem nativen Teil der Probe bestimmt werden.

Beim Alpha-1-Antitrypsinmangel kann bereits ein manifestes Lungenemphysem bestehen. Hier führt die Bestimmung der alpha-1-AT im Serum sowie die Akkumulation des alpha-1-AT in der Leberhistologie zur Diagnose.

Zusätzlich zu den bereits besprochenen „Leberwerten" zeigt die Laborchemie bei einer manifesten Leberzirrhose eine erniedrigte Cholinesterase, ein erniedrigtes Albumin sowie eine breitgipflig erhöhte Gammaglobulinfraktion in der Serumelektrophorese. Abhängig vom klinischen Stadium ist bereits der Quickwert erniedrigt. Nicht selten besteht bereits eine subklinische disseminierte intravasale Koagulation, erkennbar am erhöhten D-Dimer.

Leitsymptome der hepatischen Dekompensation und Folgeerkrankungen:

2. Hydropische Dekompensation mit Aszites sowie auch Knöchelödeme: zur raschen Diagnostik des Aszites ist die abdominelle **Sonographie** sehr gut geeignet. Bei jedem verstärkten oder neu aufgetretenen Aszites ist zumindest eine diagnostische Aszitespunktion indiziert. Diese kann komplikationsarm auch bei bereits reduzierter Gerinnungsaktivität mit einer 20-G-Kanüle sonographisch gesteuert unter sterilen Kautelen erfolgen. 20 ml sind ausreichend für die Bestätigung oder Ausschluss einer spontan bakteriellen Peritonitis (>250 Grz oder >1000 Leukos/µl oder positive Asziteskultur)

3. Hepatische Enzephalopathie: Jede Vigilanzeinschränkung (teils Somnolenz/Sopor aber auch delirante Symptome) bei bekannter Leberzirrhose ist verdächtig auf eine akute hepatische Enzephalopathie. Nur bei unklarer Genese **kann** eine **Ammoniakbestimmung** im EDTA-Blut erfolgen. Ebenso sollte bei diesen Patienten auch bei fehlender Hämatochezie eine subakute oder okkulte **obere** gastrointestinale Blutung ausgeschlossen sein. Des Weiteren muss nach weiteren Ursachen der hepatischen Dekompensation gesucht werden, als erstes ein Infektgeschehen. Hier ist zu bedenken, dass eine CRP-Erhöhung nur moderat vorhanden ist, da das C reaktive Protein in der Leber synthetisiert wird. Das Eintreten einer hepatischen Enzephalopathie bei akutem Leberversagen wie bei Hepatitis B, akuter Intoxikation mit Paracetamol oder auch bei der fulminanten Autoimmunhepatitis ist ein Warnsignal für einen fatalen Verlauf, der eine MARS-Dialyse und Lebertransplantation erforderlich macht. Unbedingt muss hier rasch ein Transplantationszentrum kontaktiert werden.

4. Ösophagus-/Fundusvarizenblutung: Diese verläuft fast immer fulminant und häufig mit massiver, eindrucksvoller Hämatemesis. Jeder Patient mit bekannter Leberzirrhose und deutlicher Hämatemesis erfordert eine rasche Diagnostik und Therapie auf einer **Überwachungs-/Intensivstation**. Die Indikation zur **Intubation** und damit durchführbarer Gastroskopie unter gutem Aspirationsschutz ist großzügig zu stellen. Hilfreich ist die Gabe von Terlipressin 1 mg als Kurzinfusion vor der Notfallgastroskopie, da sie manche Varizenblutung bereits zum Sistieren bringt und die genaue Platzierung der Ligaturen (bzw. Histoacrylapplikation im Fundus) vereinfacht.

Fallbeispiel

Auf die Intensivstation wird ein 44-jähriger adipöser, osteuropäischer Erntearbeiter aufgrund einer unklaren Bewusstlosigkeit gebracht. Auf Nachfrage durch den Notarzt erfährt dieser von den Mitarbeitern und Mitbewohnern, dass er bereits 3 Tage nicht mehr arbeiten konnte, sich zunehmend müde und schlapp gefühlt habe. Von einer regelmäßigen Medikation oder einer Vorerkrankung wüssten sie nichts. Ab und zu trinke er wohl ein Bier mit, jedoch lediglich maximal ein bis zwei abends. Injektionsstellen in den Unterarmen sind nicht vorhanden. Die Vitalparameter zeigen einen RR von 95/60 mmHg, Puls 76/min. Temperatur 34,8°C. Der BZ liegt bei 65 mg/dl. Der GCS ist 7. Ein Meningismus liegt nicht vor, die Pupillen sind mittelweit und lichtreagibel. Ein fokal neurologisches Defizit besteht nicht. Eine Untersuchung der Hirnnerven ist nicht komplett durchführbar. Die klinische Untersuchung ergibt lediglich einen Sklerenikterus und geringen Hautikterus, die rektale Untersuchung zeigt wenig festen Teerstuhl. Die adipösen **Bauchdecken tasten sich weich**, ein Aszites kann klinisch nicht sicher bestätigt werden. Die **Darmgeräusche** sind **spärlich, nicht klingend**. Bei **tiefer Palpation** verzieht der Patient etwas das Gesicht, **ohne** dass eine **Abwehrspannung** erhoben werden kann. Ein Foetor alcoholicus besteht nicht.

Laborchemisch die folgenden Pathologien zu erheben: Hb 7,2 mg/dl, Leukos 4,6/nl, Thrombos 52/nl, Quick 46 %, Bilirubin 5,1 mg/dl, GOT 112 U/l, GPT 132 U/l, AP 136 U/l, GGT 92 U/l. Kreatinin 2,1 mg/dl. CRP 3,2 mg/dl, Albumin 2,1 g/dl. Die BGA ist unauffällig, das Laktat nicht erhöht, der Alkoholspiegel negativ. Das ebenfalls bei unklarer Vigilanz bestimmte NH3 ist mit 204 µg/dl erhöht. Im Urin-Drogenscreening ist keine Auffälligkeit vorhanden. Zur Therapie der hepatischen Enzephalopathie bisher unklarer Genese erhält der Patient über eine gelegte nasogastrale Sonde (dabei kein Ablauf von Hämatin) 100 ml Lactulose sowie Ornithin 8 g/12 h iv. Die abdominelle Sonographie zeigt den Befund wie bei hydropisch dekompensierter Leberzirrhose mit welliger Leberkontur und inhomogen verdichtetem Leberparenchym und deutlichem Aszites. Die diagnostische Aszitespunktion zeigt eine Granulozytenzahl von 360/µl, somit eine spontan bakterielle Peritonitis. Der Patient erhält Piperacillin/Tazobactam 4/0,5 g i.v., zunächst als Startdosis sowie 1000 ml Ringerlösung. Im kurzfristigen Verlauf klart der Patient nach wenigen Stunden auf und führt nun Teerstuhl ab, sodass bei zusätzlich weiter abfallendem Hb auf 6,5 g/dl eine Gastroskopie durchgeführt wird. Es zeigt sich der Befund mit Ösophagusvarizen II° ohne red spots sowie eine hypertensive Gastropathie und mehrere kleine Ulzera duodeni ohne aktuelle Blutungszeichen in der Pars II duodeni. Zur Therapie erhält der Patient Pantoprazol 40 mg 1-0-0 iv. Zur Klärung der Besiedlung mit Helicobacter pylori wird eine Stuhlprobe auf Helicobacter-Antigen untersucht. Auf eine Schleimhautbiopsie des Magens wird aufgrund der Gerinnungssituation verzichtet. Zum Abschluss der Gastroskopie wird erneut 100 ml Lactulose in das Duodenum instilliert. Die Magensonde bleibt nun entfernt.

In der weiterführenden Diagnostik bezüglich der Leberzirrhose zeigt sich eine bisher dem Patienten nicht bekannte chronische Hepatitis-C-Infektion im aktuellen klinischen Stadium Child-Pugh C mit unklarem Transmissionsweg, fraglich durch Tattoos. Aufgrund des deutlich erhöhten Ferritins von 1050 ng/ml und Transferrinsättigung von 78 % wird das Hämochromatosegen bestimmt, welches heterozygot ausfällt. Zusätzlich zur viralen Hepatitis kommt ein nicht hoher, jedoch regelmäßiger Alkoholkonsum von ca. 15–20 g/die.

Im kurzfristigen Verlauf kommt es trotz der Volumengabe zum leichten Kreatininanstieg auf 2,3 mg/dl, Urinnatrium <10 mmol/l und fehlender Proteinurie, sodass ein hepatorenales Syndrom 1 besteht. Mittels hochdosierter Albumingabe und Terlipressin kontinuierlich über 3 Tage und danach ausschleichend gelingt die langsame hepatische Rekompensation.

Nachgerade berichtet der Patient über einen gastroenteritischen Infekt in der Woche vor Beginn der klinischen Verschlechterung als möglichen Auslöser der hepatischen

Dekompensation und auch der spontan bakteriellen Peritonitis. Über die notwendige absolute Alkoholkarenz auch von kleinen Mengen wird der Patient aufgeklärt. Nach weitgehender Rekompensation kann dem Patienten eine interferonfreie, viruseliminative Therapie in Aussicht gestellt werden. Hierzu wird er sich 4 Wochen später in der Leberambulanz vorstellen.

4.4.5 Cholezystitis

Die Therapie der symptomatischen Cholezystolithiasis ist zuletzt immer chirurgisch. Die Cholezystektomie ist mit einer Mortalität von inzwischen geringer als 0,4 % und einer relevanten Morbidität von <2 % ein sicherer Eingriff. Das klinische Bild der akuten Cholezystitis ist überraschend häufig variabel. Die Herausforderung besteht darin, ähnlich wie bei der akuten Appendizitis, zum einen die Zahl der nicht indizierten Cholezystektomien sehr gering zu halten, aber auch vor allem nicht zu spät zu operieren. Der optimale Zeitpunkt der Cholezystektomie ist im Bereich der ersten drei, vielleicht noch bis fünf Tage nach einem Schmerzereignis des aktuellen Entzündungsschubes, idealerweise mit präoperativ gesichertem Galleabfluss nach Diagnose und Behandlung einer Choledocholithiasis/Papillensklerose. Die sicher indizierte und zeitnahe Operation erfordert vor allem eine ausführliche Anamneseerhebung, eine qualitativ gute Bildgebung mit der Sonographie, z. T. auch Endosonographie und Computertomographie sowie eine gute interdisziplinäre Zusammenarbeit der Internisten und Chirurgen, z. B. auf einer interdisziplinären Bauchstation.

- **Epidemiologie**

Immerhin 10–15 % der erwachsenen Bevölkerung haben Gallensteine. Symptomatisch werden hiervon im Laufe des Lebens ca. 25 %.

> **Die 6F der Risikofaktoren für eine Cholelithiasis**
> - Female: Frauen
> - Forty: über 40 Jahre
> - Fertile: mit mehreren Kindern
> - Fat: Adipositas
> - Fair: nordischer Typ mit hellen Haar
> - Family: familiäres Risiko

Besonders in den westlichen Industrieländern ist diese Erkrankung vertreten. Extrem häufig (60 %) in der indigenen Bevölkerung Amerikas (!), wiederum seltener in Ostasien und zentralem und südlichen Afrika.

Zu 80 % finden sich Cholesterinsteine, die aufgrund einer ungünstigen Kombination der fehlerhaften Zusammensetzung der Gallensäuren, einer chronischen Entzündung und Stase der Gallenflüssigkeit gebildet werden. Seltener sind Bilirubinsteine vorhanden, die aus einem Abbauprodukt des Hämoglobin entstehen, und somit vor allem bei chronischer Hämolyse zu finden sind.

- ■ **Auskultation**

Die Darmgeräusche sind typischerweise eher **spärlich ohne klingende Geräusche**. Auch ohne spezielle Medikation bessert sich die von den Patienten durchgestandene Kolik häufig spontan.

- ■ **Palpation**

Der Druckschmerz ist teils **unmittelbar epigastrisch**, teils im **rechten Oberbauch** vorhanden/auslösbar. Ebenso berichtet der Patient von einer **Projektion des Schmerzes in die rechte Schulter/das Schulterblatt**. Im Stadium der Cholezystitis verändert sich der Schmerzcharakter zum Peritonismus. Typischerweise berichten die Patienten von nun konstantem Schmerzcharakter im rechten Oberbauch. Die Palpation zeigt nun häufiger einen **Peritonismus unmittelbar über der Gallenblase (Murphyzeichen)**. Bei weiter bestehender Inkarzeration des auslösenden Konkrementes können erneut Koliken auftreten.

- ■ **Weitere Symptome**

Der akuten Cholezystitis geht meist eine **Kolik** voraus. Hierbei verklemmt sich ein Konkrement in infundibulärer Lage/am Ausgang der Gallenblase, oder je nach Größe des Steins im D. cysticus, es „inkarzeriert". Auch eine Steinpassage durch den D. choledochus bietet eine **Kolik**. Das klinische Bild hierbei zeigt einen typischen **viszeralen Schmerz** mit motorisch unruhigem Patienten, Angabe von Übelkeit und Erbrechen. Bei einem inkarzeriertem Konkrement im D. choledochus, aber auch – seltener – Kompression eines D.-cysticus-Steins auf den Gallengang und auch Kompression des proximalen Gallengangs durch eine hydropische Gallenblase (Mirrizzi-Syndrom) entwickelt sich im Laufe von wenigen Tagen ein sichtbarer Ikterus. Zu jeder Zeit kann sich eine fieberhafte und septische Situation entwickeln, die eine rasche Behandlung erfordern.

- ■ **Differenzialdiagnosen**
- – **Gastroduodenale Ulkuskrankheit**: Die Symptomentwicklung ist eher schleichend. Es findet sich zu Beginn keine Kolik. Falls laborchemisch und sonographisch keine charakteristischen Befunde zu erheben sind, sollte eine Ösophagogastroduodenoskopie durchgeführt werden. Diese kann in diesem Fall auch mit einer Endosonographie kombiniert werden.
- – **Hohlorganperforation**: Die freie Perforation eines Hohlorgans ins Peritoneum (Magen, Jejunum/Ileum, Kolon) führt rasch zu einem ausgeprägten klinischen Bild einer Peritonitis mit Peritonismus, bretthartem Abdomen und rasch paralytischem Ileus mit fehlenden Darmgeräuschen. Ein Röntgen Abdomen stehend oder in Linksseitenlage zeigt dann typischerweise eine Luftsichel. Bei „akutem Abdomen" ist zur besseren OP-Planung jedoch eher ein CT-Abdomen gefordert.
- – **Akute Pankreatitis**: Es zeigt sich ein kontinuierlicher Schmerzcharakter. Da häufig die Genese ebenfalls biliär bei einer Choledocholithiasis ist, kann natürlich auch eine Kolik vorangehen. Die Differenzialdiagnose wird durch die rasche Mitbestimmung der Lipase bei jedem Patienten mit Bauchschmerzen erleichtert.

- ■ **4 weiterführende naheliegende diagnostische/therapeutische Schritte**
1. **Laborchemie**: Innerhalb weniger Stunden nach einer Gallenkolik erst kann es insbesondere bei einer Steinpassage zum Anstieg von Cholestasewerte inkl.

Transaminasen kommen. Dies bedeutet auch, dass bei sehr früher Blutentnahme noch Normalwerte erhoben werden können. Die Ausprägung der Laborwerterhöhungen ist sehr variabel. Eine Kontroll-Blutentnahme, z. B. am nächsten Tag nach der Kolik erleichtert die Interpretation und gibt zugleich die nächsten diagnostischen Schritte vor.

2. **Sonographie Abdomen** (◨ Abb. 4.11): Die Identifikation einer Cholezystolithiasis ist natürlich wichtig, und nicht immer einfach. Insbesondere der Ausschluss einer Cholelithiasis inkl. Choledocholithiasis ist mithilfe der transkutanen Sonographie oft nicht möglich. Immer sollte der Patient in Rückenlagen und Linksseitenlage untersucht werden, da kleine Konkremente manchmal erst nach Lagewechsel entdeckt werden können. Sonographische Merkmale einer Cholezystitis sind: Wandödem/-verdickung >5 mm, perivesikulärer Flüssigkeitssaum und vor allem das sonographische Murphyzeichen, also die Schmerzangabe des Patienten bei Druck auf die entzündete Gallenblase. Insbesondere bei sehr hydropischer Gallenblase kann die Wandverdickung fehlen. Hinweise für eine komplikative Cholezystitis sind z. B. der sonograpisch nachweisbare Galleaustritt bei perforierter Gallenblase, die selten nachweisbaren Gasbubbles in der Gallenblasenwand bei emphysematöser Cholezystitis und auch Gasnachweis innerhalb der Gallenblase bei einem Gallenblasenempyem. In diesem Fall findet sich nicht selten eine Bilirubinerhöhung, ohne dass weitere Cholestaseparameter erhöht sind. Zu berücksichtigen bei der sonographischen Beurteilung ist jedoch auch, dass gleich mehrere Erkrankungen eine Gallenblasenverdickung verursachen und somit eine Cholezystitis imitieren: Stauungsgallenblase bei Rechtsherzinsuffizienz, eine akute Hepatitis A oder B oder eine exsudative Pankreatitis.

3. **Computertomographie Abdomen**: In manchen unklaren klinischen Situationen, bei weiterhin unklarer Differenzialdiagnose oder auch bei schlechter Schallbarkeit des Patienten kann eine Computertomographie notwendig werden. Hier kann dann die Hyperperfusion einer ödematösen Gallenblasenwand und auch eine Pericholezystitis, also die Verdichtung (Imbibierung) des perivesikulären Gewebes als Kriterien für eine Cholezystitis nachgewiesen werden.

4. **Chirurgisches Konsil**: Bei ausreichend vorhandenen diagnostischen Kriterien für eine Cholezystitis sollte eine Cholezystektomie durchgeführt werden. Um die

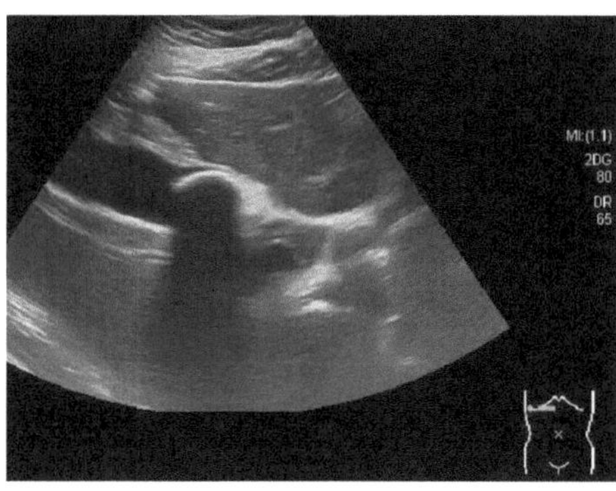

◨ **Abb. 4.11** Cholezystolithiasis in der Sonographie. (Aus Kahl-Scholz, Vockelmann 2017)

Konversionsrate zur offenen anstatt laparoskopischen Cholezystektomie klein zu halten, ist der ideale Zeitpunkt für die Cholezystitis innerhalb 5 Tagen nach den ersten abdominellen Schmerzen. Zudem sollte die Wahrscheinlichkeit für eine gleichzeitig bestehende Choledocholithiasis gering sein. Im Zweifel sollte eine Endosonographie die Choledocholithiasis ausschließen bzw. bei Bestätigung eine ERC durchgeführt werden. In dem Zeitfenster 5 Tage bis 4 Wochen nach erstem Auftreten der Schmerzen kann eine konservative Therapie mittels Antibiose und Schonkost diskutiert werden, da die laparoskopische Entfernung in diesem Fenster technisch deutlich erschwert ist. Dies gilt ebenso für das gleichzeitige Vorliegen einer schwereren exsudativen oder nekrotisierenden Pankreatitis. Bei Diagnosestellung der Cholezystitis ist eine Antibiose indiziert. Diese kann dann aber auch im Rahmen der Cholezystektomie innerhalb von 24 h im Rahmen einer Single-shot-Antibiose erfolgen.

Fallbeispiel

Die Vorstellung einer 47-jährigen Patientin erfolgt aufgrund heftiger, kolikartiger Oberbauchschmerzen mit Ausstrahlung in die rechte Schulter nach dem Abendessen vor 1 h. Zweimal musste die Patientin bisher erbrechen. In den letzten Wochen habe sie insgesamt 3 x plötzliche Oberbauchschmerzen gehabt, jedoch deutlich geringer ausgeprägt. Nach Gabe von 1 Amp. Buscopan und 7,5 mg Piritramid durch den Notarzt sind die Beschwerden bereits deutlich gebessert. Das bereits vom Rettungsdienstpersonal abgenommene Blut zeigt eine grenzwertig hohe Leukozytose von 10,8/nl, ansonsten keine Auffälligkeit. In der klinischen Untersuchung ist ein **Druckschmerz epigastrisch** und im **rechten Oberbauch ohne Peritonismus** zu sehen, die **Darmgeräusche sind nicht klingend** und **eher spärlich**. Ein Ikterus besteht nicht. Die noch in der Aufnahme durchgeführte Sonographie zeigt eine Vielzahl von kleinen Konkrementen, mobil im Gallenblasenfundus. Die Gallenblase wirkt mit 10 cm Längsdurchmesser hydropisch, ein Konkrement im Infundibulum ist jedoch nicht zu sichern. Der Ductus choledochus kann nicht sicher beurteilt werden.

Dem Patienten wird erlaubt, etwas Wasser/Tee zu sich zu nehmen. Bis zum nächsten Morgen wird nach erneutem leichteren Schmerzereignis 1 g Novalminsulfon i.v. als Kurzinfusion gegeben. Die zur Kontrolle abgenommen Blutwerte zeigen nun ein Bilirubin von 2,4 mg/dl, GGT, AP, GOT und GPT sind jeweils bis 4fach erhöht. Aufgrund der erneuten Schmerzen und nun neu erhöhten Cholestasewerte wird die Indikation zur ERC gestellt. In dieser zeigt sich die Majorpapille endoskopisch etwas mazeriert. Nach Sondierung des DHC stellt sich in der Cholangiographie der DHC mit ca. 8 mm erweitert dar ohne Nachweis einer Choledocholithiasis, jedoch ist der Ductus cysticus **nicht kontrastiert**. Aufgrund einer erschwerten DHC-Sondierung und somit zusätzlicher Schwellung der Majorpapille wird eine endoskopische Papillotomie durchgeführt und bei erschwertem Galleabfluss eine biliäre Plastikendoprothese platziert. Bei erneuten Beschwerden am Folgetag zeigt sich nun die Patientin klinisch mit Abwehrspannung im rechten Oberbauch und auch sonographisch eine Cholezystitis mit Hydrops bei inkarzeriertem D.-cysticus-Konkrement. Nach erfolgter laparoskopischer Cholezystekomie kann die Patientin beschwerdefrei nach Kostaufbau und endoskopischer Entfernung der Endoprothese 2 Tage später entlassen werden.

4.4.6 Divertikulitis

In den meisten Fällen einer Divertikulitis kann eine Nahrungskarenz sowie antibiotische Therapie zur Besserung führen. Eher aufgrund der starken Schmerzen führt die Divertikulitis zur stationären Aufnahme mit notwendiger wiederholter, parenteraler Analgesie und auch parenteraler antibiotischer Therapie. Voraussetzung für eine Divertikulitis sind vorhandene Divertikel des Kolons. Eine Dünndarmdivertikulitis ist möglich, jedoch sehr selten.

■ **Epidemiologie**

Das Vorkommen von Kolondivertikeln ist abhängig vom Alter: während junge Patienten <40 Jahren selten Divertikel haben, steigt die Prävalenz bei 60-jährigen auf 30 % und bei 80-jährigen auf über 60 %. Ca. jeder fünfte Patient mit Divertikeln erkrankt im Laufe seines Lebens an einer Divertikulitis. Weitere Risikofaktoren sind Adipositas und in geringem Maße Rauchen. Inwiefern eine ballaststoffarme Kost ein unabhängiger Risikofaktor darstellt, ist nach aktueller Studienlage nicht klar.

Zu Bedenken ist, dass immerhin ca. 10 % der akuten Divertikulitiden nicht im Sigma oder Colon descendens auftreten. Sondern auch isoliert im Colon transversum, ascendens oder Zökum.

■ **Auskultation**

Die Auskultation ist variabel: von den **spärlichen bis zur regen Peristaltik**. Bei zusätzlicher, komplikativer stenotischer Komponente der Erkrankung kann sich eine **klingende (Stenose-)Peristaltik** entwickeln. Falls eine freie Perforation mit Peritonitis eingetreten ist, zeigt sich klinisch ein akutes Abdomen mit quadrantenübergreifender Abwehrspannung sowie zunehmend spärlicher bis fehlender Peristaltik.

■ **Palpation**

In der Palpation ist ein **lokaler Peritonismus**, häufig mit **Abwehrspannung** zu finden. Bei lokal gedeckter Perforation ist dies ein regelhaft vorkommender Befund.

■ **Weitere Symptome**

Typischerweise zeigt sich die Divertikulitis von Beginn an als rasch zunehmender lokalisierter Schmerz, welcher der Patient genau lokalisieren kann. Der Patient berichtet häufig von breiigem, auch wässrigem Stuhl. Eine Blutbeimengung ist möglich.

■ **Differenzialdiagnosen**

— **Ischämische Kolitis:** Diese betrifft vor allem den alten Patienten. Im Gegensatz zur akuten Dünndarmischämie ist meist keine Kardioembolie die Ursache, sondern vielmehr eine fortgeschrittene Arteriosklerose mit thrombotischem Verschluss der Endstrombahn. Auch bei diesem akuten Krankheitsbild steht zunächst der akute Schmerz im Vordergrund, typischerweise kommt es bald zu einer Hämatochezie mit oder ohne Diarrhoe. In der Sonographie ist meist ein längeres Kolonsegment betroffen, als es für eine Divertikulitis typisch wäre. Computertomographisch fehlt der Nachweis des einen, stark entzündlich veränderten Divertikels mit lokaler Peridivertikulitis. Da beim „alten" Patienten häufig ebenfalls Divertikel im ischämischen Segment vorhanden sind, „reagieren" diese lediglich „mit". Letztlich bewiesen werden kann die segmentale Kolonischämie mit der Endoskopie. Diese zeigt das typische Bild einer ulzerierenden, lividen Kolonmukosa mit typisch veränderter Histologie in der Probebiopsie.

- **Akute Nieren-/Harnleiterkolik**: Im Gegensatz zur Divertikulitis ist der Patient in der akuten Kolik motorisch unruhig. Der Schmerz kann nicht so eindeutig lokalisiert werden. Falls der Patient nicht in der akuten (rezidivierenden) Kolik untersucht wird, dann kann es diffentialdiagnostische Schwierigkeiten geben. Typisch für die Nierenkolik ist dann jedoch eine Mikrohämaturie und ein Harnstau auf der betroffenen, linken Seite.

- **Akute NSAR-Kolitis**: Nicht selten kommt nach Einnahme von NSAR (z. B. Ibuprofen, Diclofenac oder auch atypischen NSAR wie Celecoxib) zu einer segmentalen Kolitis, vorrangig im Linksseitenkolon. Die Schmerzen sind geringer ausgeprägt, Leitsymptom ist eher die Hämatochezie. Die Anamnese mit der Medikamenteneinnahme bringt hier wertvolle Hinweise. Bewiesen werden kann dies wiederum nur in der Endoskopie mit Probeentnahme. Hier zeigen sich typische Veränderungen in der Histologie. Dem Histopathologen muss die anamnestische Angabe der NSAR-Einnahme mitgeteilt werden, da sich histologisch das Bild einer ischämischen Kolitis bieten kann und erst dann eine sichere pathophysiologische Zuordnung gelingt.

- **Akute Clostridienkolitis**: Die Symptomatik der akuten Clostridienkolitis ähnelt durchaus einer moderaten Linksseitendivertikulitis, vorrangig besteht jedoch eine Diarrhoe. Die anamnestische Angabe einer Antibiose in den letzten 8 Wochen ist hier ebenfalls hilfreich. Sonographisch ist ein längeres Kolonsegment betroffen, distal beginnend mit variablem proximalen Ende. Die Stuhlprobe führt zur Diagnose einer Clostridienkolitis, wobei der Nachweis der Clostridien-DNA und auch des Toxins zur Diagnose notwendig ist.

> Bei der Medikamentenanamnese bezüglich der hämorrhagischen Kolitis ist es außerordentlich wichtig, die typischen Präparate abzufragen. Meist werden sie ohne Rezept in der Apotheke besorgt. Sie befinden sich in frei verkäuflichen Kombinations-(Grippe-)präparaten. Auch wird immer noch Diclofenac intramuskulär gluteal gespritzt und dadurch bei der Medikamentenanamnese nicht erwähnt. Bei der Anamnese bezüglich der Antibiotika muss 8 Wochen in die Vergangenheit gefragt werden. Hier ist auch eine Kontaktaufnahme mit dem Hausarzt bei manchen, älteren Patienten wertvoll.

- **3 weiterführende naheliegende diagnostische/therapeutische Schritte**
1. **Laborchemie:** Auffällig sind bei der Divertikulitis lediglich die Entzündungsparamter wie Leukozyten, Linksverschiebung im Differenzialblutbild und das CRP. Zur differenzialdiagnostischen Abgrenzung wichtig sind noch die LDH (bei ischämischen Kolitis), die CK (Liberation bei z. B. einem retroperitonealen Hämatom). Stets zu empfehlen ist die erneute Bestimmung der Entzündungsparameter inkl. des

Blutbildes aber auch Retentionsparamter am Folgetag, um z. B. ein Nierenversagen oder einen Hb-Abfall zu erfassen. Der meist vorhandene CRP Anstieg am 2.Tag dient eher, einen Ausgangswert für spätere CRP-Kontrollen zu haben. Es ist dabei zu berücksichtigen, dass das C reaktive Protein ein relativ langsamer Parameter ist (das Procalcitonin ist nebenbei bemerkt als Sepsisparameter ebenfalls relativ langsam).

2. **Sonographie Abdomen:** Diese dient zur Diagnosebestätigung und zur differenzialdiagnostischen Abgrenzung. Im Falle einer Divertikulitis deutet der Patient regelhaft auf den Schmerzpunkt, unter dem sich die Divertikulitis sonographisch finden läßt. Einschränkend ist hier die Schallbarkeit des Patienten zu nennen, jedoch auch Überlagerung der segmentalen Wandverdickung mit entzündetem Divertikel durch Luft und Stuhl, insbesondere bei dorsaler Lage. Die komplette Beurteilung der Divertikulitis inkl. seiner Komplikationen wie gedeckte Perforation, Abszedierung oder auch Stenose mit dann typischer prästenotischer Dilatation erfordert wiederum sehr gute Schallverhältnisse und einen geschulten Untersucher. Die extraintestinal gelegenen Differenzialdiagnosen wie Harnleiterkolik oder auch ein retroperitoneales Hämatom können gut sonograpisch ausgeschlossen werden.

3. **Computertomographie Abdomen:** In der Regel wird beim Verdacht auf eine Divertikulitis eine Computertomographie notwendig. Hierfür kann bei Vorliegen von Kontraindikation auch auf eine i.v. Kontrastmittelgabe verzichtet werden. Eine freie Perforation kann ebenso in einer Röntgenaufnahme des Abdomens zwar erkannt werden, jedoch ohne benötigte, weiterführende Informationen an den Chirurgen. Je nach steter Verfügbarkeit der Computertomographie kann mit der Röntgenaufnahme eine freie Perforation z. B. in Dienstzeiten/nachts jedoch ausreichend sicher ausgeschlossen werden.

Bis auf die freie Perforation und die stenosierende Form genügt bei der Divertikulitis die konservative Therapie mit Nahrungskarenz bzw. Schonkost mit z. B. flüssiger Kost, die antibiotische Therapie mit eine Breitspektrumantibiotikum inkl. Wirksamkeit gegen Anaerobier sowie die suffiziente Analgesie.

Fallbeispiel

Die Zuweisung des 78-jährigen Patient erfolgt um 1 h nachts mit dem Rettungsdienst, da die bereits am Nachmittag begonnenen Bauchschmerzen immer schlimmer wurden und er nun zwei Mal erbrochen habe. Immer wieder habe er krampfartige Schmerzen im linken Mittel- und Unterbauch, ganz beschwerdefrei sei er seit Beginn nicht mehr gewesen. Im **linken Unterbauch** lässt sich eine **Abwehrspannung** palpieren und die **Darmgeräusche sind äußerst spärlich**, ein stilles Abdomen besteht jedoch nicht. An Vorerkrankungen bestehe lediglich der Z. n. nach einer TIA sowie ein paroxysmales Vorhofflimmern und eine arterielle Hypertonie. Daher müsse er eine Antikoagulation mit Phenoprocoumon einnehmen sowie 2 Antihypertensiva. In der klinischen Untersuchung fällt des Weiteren ein arrhythmischer Puls auf. Im EKG bestätigt sich ein moderat tachykard übergeleitetes Vorhofflimmern. Laborchemisch zeigt sich eine Leukozytose von 12,7/nl, ein erhöhtes CRP von 6,2 mg/dl. Der INR-Wert ist mit 1,7 zu niedrig. In der abdominellen Sonographie ist eine segmentale Wandverdickung von bis 7 mm im linken Unterbauch in Projektion auf das C. descendens und Sigma zu erkennen. Eine Koloskopie war wohl ca. 8 Jahre zuvor durchgeführt worden, ohne dass lt. Patient etwas Besonderes aufgefallen wäre. Die Verdachtsdiagnose einer segmentalen Kolitis bei möglicher Divertikulitis wird gestellt, 1 g Novalminsulfon als Analgesie infundiert und eine Antibiose mit Ampicillin 2 g/ Sulbactam 1 g begonnen. Aufgrund der heftigen Schmerzen wird zum Ausschluss einer freien Perforation ein Röntgen Abdomen in LSL durchgeführt und freie Luft ausgeschlossen. Da ein sonographisches Korrelat einer Kolitis sichtbar ist, wird nachts auf die Durchführung einer Notfall-CT zum Ausschluss einer mesenterialen Ischämie verzichtet. Am folgenden Morgen ist erneute eine analgetische Medikation erforderlich, das CRP ist auf 21 mg/dl angestiegen. In der CT zeigt sich eine Sigmadivertikulitis mit gedeckter Perforation im Stadium Typ 2a nach GGDDC. Aufgrund des Infektgeschehens und asymptomatischem, nun persistierenden Vorhofflimmern, wird zunächst auf eine Rhythmisierung verzichtet. Bei hypertensiver Herzkrankheit mit diastolischer Dysfunktion II° ist die systolische Funktion regelrecht. Nach Besserung der Divertikulitis mit CRP Absenkung auf 8,1 mg/dl kann nach Ausschluss von intrakardialen Thromben in der transösophagealen Echokardiographie eine elektrische Kardioversion in einen stabilen Sinusrhythmus erreicht werden Die Antikoagulation wird fortgesetzt. Nach Entlassung erfolgt 5 Wochen später die Koloskopie mit Nachweis einer ausgeprägten Divertikulose im C. descendens und Sigma und Ausschluss eines Malignoms.

4.4.7 Appendizitis

Die Appendizitis ist häufig. Noch häufiger erscheinen in der Notaufnahme Patienten mit rechtsseitigen Unterbauchschmerzen. Die Schwierigkeit besteht nun, präoperativ möglichst klar die Appendizitis zu diagnostizieren oder auszuschließen, um unnötige Laparoskopien zu vermeiden, oder auch die Latenzzeit bis zur Operation zu groß werden zu lassen und damit die Morbidität zu erhöhen. Natürlich helfen hierbei die ausführliche Anamneseerhebung, die klinische Untersuchung und das Labor. Mit zu den entscheidenden Untersuchungen gehört inzwischen die Sonographie mit ausreichender Expertise. Die Computertomographie, aber auch die gynäkologische Untersuchung sollte zur differenzialdiagnostischen Abklärung die Ausnahme bleiben.

■ **Epidemiologie**

Die Appendizitis tritt bei 100 von 100.000 Einwohner pro Jahr auf. Ca. 7–8 % aller Menschen in Mitteleuropa erleiden eine Appendizitis. An die 60 % der Patient sind im Alter von 5 und 29 Jahren. Dies bedeutet aber auch, dass bereits Kleinkinder und auch Senioren eine Appendizitis erleiden können.

■ **Auskultation**

Die Auskultation zeigt keine spezifischen Befunde. Spärliche, normale oder rege Peristaltik, mit oder ohne klingende Darmgeräusche ist möglich. Eine Besserung unter Nahrungskarenz und Analgesie sowie auch antibiotischer Therapie ist möglich.

> **Eine bildgebende, vorzugsweise sonographische Darstellung der Appendizitis, ist in einer frühen Phase der Erkrankung in den meisten Fällen möglich. Nach Appendektomie kann hier eine „katarrhalische (nicht destruktive)" Appendizitis gefunden werden.**

Der Fortschritt der Erkrankung unterliegt keinem engen zeitlichen Raster. Der Übergang in eine phlegmonöse und gangränöse Entzündung oder auch gedeckter/freier Perforation kann innerhalb Stunden oder auch Tagen erfolgen. Begleitend kommt es nun zum „Wandern" des Schmerzes typischerweise in den rechten Unterbauch mit beginnender Abwehrspannung. Der typische Punkt ist historisch beschrieben als der McBurney-Punkt. Typisch ist auch ein Loslassschmerz auf der Gegenseite. Die **Darmgeräusche sind nun spärlicher**, auch **klingende Darmgeräusch** (◘ Abb. 4.12) sind **möglich**. Mit einer gewissen Latenz von wenigen Stunden sind die Entzündungsparameter steigend.

Wenn auch selbstverständlich, so ist es natürlich wichtig, den Patienten im Verlauf wiederholt zu untersuchen, um den Zeitpunkt zur zeitgerechten Indikationsstellung zur Operation nicht zu verpassen.

- **Palpation**

Die Palpation des Abdomens zeigt eine **Druckempfindlichkeit ohne Peritonismus** in den beschriebenen Bereichen. Gleichzeitig kann aber meistens schon **bei tieferer Palpation ein Druckschmerz** im **rechten Unterbauch** ausgelöst werden.

- **Weitere Symptome**

Zu Beginn der Erkrankung beschreiben die meisten Patienten einen viszeralen Schmerz im Mittelbauch z. B. periumbilikal oder auch im Oberbauch epigastrisch. Häufig tritt auch weicher Stuhlgang auf. Eine Hämatochezie ist nicht typisch. Subfebrile Temperaturen sowie Appetitlosigkeit, Übelkeit mit Erbrechen ergänzen diese Phase des Krankheitsbildes.

- **Differenzialdiagnosen**
- **Akute Gastroenteritis:** Die virale Gastroenteritis, insbesondere beim Noro-Virus, geht häufig mit zusätzlicher grippaler Symptomatik, wie raschem hohem Fieber, Zephalgien und schwerem Krankheitsgefühl einher. Die Stuhlveränderungen bei der Appendizitis sind weniger wässrig, die Stuhlfrequenz weniger häufig. Eine Hämatochezie kommt praktisch nicht vor, während diese bei bakteriellen Enterokolitiden wiederum häufiger ist. In der frühen Phase der Appendizitis ist die Gastroenteritis mitunter schwer abzugrenzen. Hinzu kommt, dass der Appendix bei einer Enterokolitis ebenfalls entzündlich mitreagieren kann.
- **Akute Nieren-/Harnleiterkolik:** Im Gegensatz zur Appendizitis ist der Patient in der akuten Kolik motorisch unruhig, die Harnleiterkolik ist plötzlicher und heftiger.

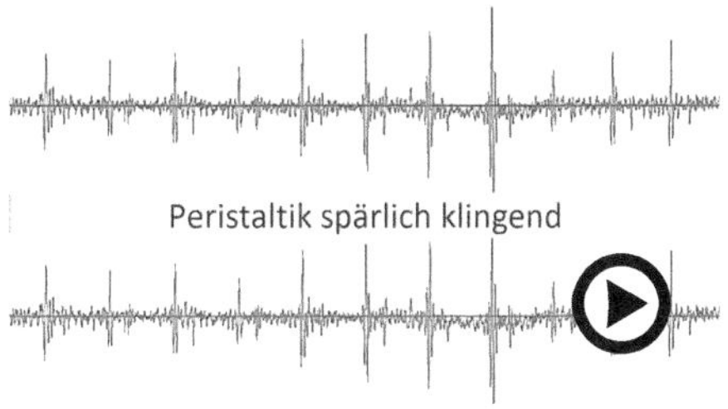

◘ **Abb. 4.12** Hörbeispiel 4.12: Darmgeräusche spärlich, klingend (https://doi.org/10.1007/000-0fp)

Falls der Patient nicht in der akuten (rezidivierenden) Kolik untersucht wird, dann kann es diffentialdiagnostische Schwierigkeiten geben. Typisch für die Nierenkolik ist dann jedoch eine Mikrohämaturie und ein Harnstau auf der betroffenen, rechten Seite.

- **Morbus Crohn**: Die Anamnese bei Patienten mit bisher noch nicht bekanntem Morbus Crohn weist meist bereits mehrere Episoden mit abdominellen Schmerzen oder Episoden mit Diarrhoe auf. Insbesondere ist hier auf eine qualitativ gute abdominelle Sonographie wert zu legen, die eine Ileitis terminalis von der Appendizitis abgrenzen kann.
- **Lymphadenitis mesenterialis**: Die Symptomatik ähnelt sehr der Appendizitis. Die häufigere, **unspezifische** Lymphadenitis mesenterialis begleitet einen viralen gastroenteritischen Infekt mit z. B. Adenoviren, CMV oder Rotaviren mit Betonung auf der Diarrhoe. Die spezifische L. m. wiederum mit Yersinien enterocolitica oder pseudotuberculosis ist langwieriger, schmerzhaft und benötigt oft den Nachweis von Antikörpern im Serum. Auch hier muss die Sonographie Klarheit bringen. Die gruppierten Lymphknoten sind im abhängigen Mesenterium im rechten Unterbauch zu finden. Ebenso muss jedoch auch der Appendix dargestellt werden, denn auch eine Appendizitis führt zu einer lymphadenitischen Mitreaktion, jedoch weniger ausgeprägt.

- **3 weiterführende naheliegende diagnostische/therapeutische Schritte**

1. **Laborchemie**: Auffällig sind bei der Appendizitis nur die Entzündungsparameter wie Leukozyten, Linksverschiebung im Differenzialblutbild und das CRP. Zur differenzialdiagnostischen Abgrenzung wichtig ist noch der Urinstatus zum Erkennen einer Mikrohämaturie und auch Leukozyturie. Bei ebenfalls vorliegender Diarrhoe ist zwar die Kultur auf obligat pathogene Darmkeime sinnvoll, jedoch ist auch beim schnelleren DNA-Nachweis mit der PCR die Methode meist zu langsam zur Entscheidung über das weitere Vorgehen. Die Kontrolle des CRP und BB am Folgetag ist ebenso wie die erneute körperliche Untersuchung wichtig zur Therapieentscheidung.

2. **Sonographie Abdomen**: Diese dient zur Diagnosebestätigung und zur differenzialdiagnostischen Abgrenzung. Der Appendix lässt sich mit etwas Übung meist auch in unauffälligem Zustand darstellen. Schwierig wird es atypischen Lagen, wie z. B. der retrozökalen Lage. Hier ist es wichtig, auch die seitliche Anlotung, entlang der Niere zu nutzen. Insbesondere während der Appendizitis lässt sich die >1 cm breite und meist mind. 6 cm lange Kokarde oder Abszedierung dorsal des Colon ascendens erkennen. Aufgrund der differenzialdiagnostischen Abgrenzung sollte auf ein Harn-/Ureterstau rechts, eine Lymphadenitis, freie Flüssigkeit und das terminale Ileum geachtet werden.

3. **Computertomographie Abdomen (◨ Abb. 4.13, hier Apendicitis epiploicae)**: Diese wird in Ausnahmefällen notwendig, besonders wenn die Beschwerden und Untersuchungsbefunde nicht typisch sind und die Sonographie nur eingeschränkt verwertbar ist, z. B. bei Adipositas. Auch bei der Appendizitis im Alter werden sicherlich häufiger eine Computertomographie vom Chirurgen gefordert, da noch weitere Differenzialdiagnosen wie die Dünndarmischämie oder das Kolonkarzinom wichtig werden und das operative Vorgehen verändern könnten.

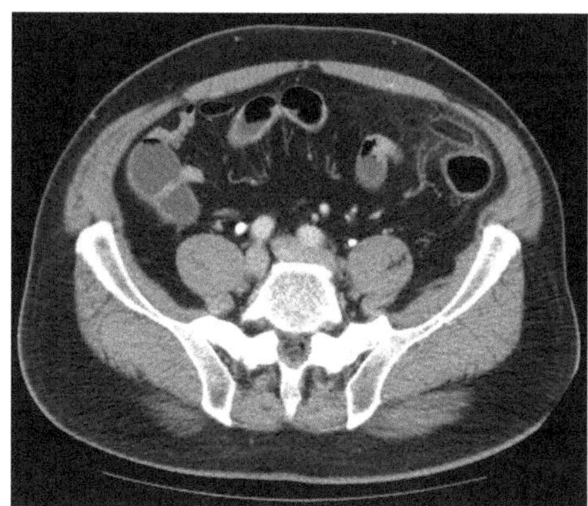

□ Abb. 4.13   Diese Appendicitis epiploicae entsteht aus einer Stieldrehung der Fettanhängsel auf der amesenterialen Seite, meist des Kolons. Diese können ein der Appendizitis oder auch Divertikulitis ähnliches Krankheitsbild mit Peritonismus verursachen. (Aus Kahl-Scholz, Vockelmann 2017)

Fallbeispiel

Die 39-jährige Patientin berichtet seit dem Vortag über Unterbauchschmerzen rechts. Der Appetit ist schon seit 3 Tagen nicht mehr gut, einmal habe sie erbrochen. Am Morgen noch war sie bei der Gynäkologin, die eine Ovarialzyste rechts von 2,4 cm Größe diagnostizierte, eine Bedarfsmedikation mit Paracetamol sowie eine Kontrolluntersuchung 3 Tage später verordnete. Nun berichtet sie über zunehmende Schmerzen im rechten Unterbauch und stellt sich in der Nacht in der Notaufnahme vor. Es besteht eine **Druckdolenz im rechten Unterbauch mit Abwehrspannung bei tiefer Palpation**. Die **Darmgeräusche** sind **spärlich, nicht hochgestellt**. Laborchemisch zeigt sich nun eine Leukozytose von 14,6/µl, ein CRP von 6,1 mg/dl, die Temperatur zeigt mit 37,8°C subfebrile Temperaturen. Die abdominelle Sonographie weist zwar die Ovarialzyste nach, jedoch auch eine Appendixkokarde von 14 mm mit geringer freier Flüssigkeit im rechten Unterbauch. Die Indikation zur Appendektomie wird gestellt und diese am Morgen 5 h nach Aufnahme der Patientin nach Singleshot-Antibiose laparoskopisch durchgeführt. Histologisch ist bereits eine gangränöse Appendizitis vorhanden. Die Patientin kann 2 Tage später wieder entlassen werden. In der Kontrolluntersuchung bei der Gynäkologin zeigt sich die Ovarialzyste zunächst konstant und wird weiter beobachtet.

4.4.8 Hohlorganperforation

Die Perforation des Intestinums vom Magen bis zum Colon sigmoideum erfordert rasches Erkennen mittels zielgerichteter Diagnostik. Die „ambulant erworbene" freie Hohlorganperforation wird operativ behandelt. Im Gegensatz hierzu kann eine iatrogene Perforation mittels Endoskopie auch endoskopisch **unmittelbar** interventionell versorgt werden.

Unterschieden wird zwischen einer freien und einer gedeckten Perforation. Die freie Perforation führt zum Entweichen von Luft ins Peritoneum. Erst der Austritt von saurem Magensaft/galligem Duodenal-Dünndarm-Sekret oder Stuhl aus Ileum/Kolon führt zur Peritonitis. Bei der gedeckten Perforation gelingt es dem umliegenden Bindegewebe, die

Perforationsstelle abzudichten. Eine sekundäre, freie Perforation ist ohne Behandlung dann jederzeit möglich.

Zu beachten sind die Bereiche des Intestinums, die keinen direkten Kontakt zum Peritoneum haben: das Duodenum perforiert an der Bulbushinterwand, der Pars II und proximalen Pars III ins Retroperitoneum. Das Rektum perforiert gedeckt ins perirektale Fettgewebe. Zudem kann es bei Perforationen in der Nähe des Zwerchfelldurchtritts zur Peritonitis und auch Mediastinitis und Pleuraempyemen kommen.

- **Epidemiologie**

Die Hohlorganperforation setzt eine erkrankte oder verletzte Mukosa voraus. Im oberen Intestinum sind dies Ulzerationen und Tumoren, im Kolon Divertikel insbesondere bei der Divertikulitis und ebenso Kolonkarzinome. Verletzende, versehentlich oder absichtlich verschluckte Gegenstände als Ursache der Perforation sind selten.

- **Auskultation**

Zu **Beginn** der Perforation mit nur umschriebener Peritonitis sind **auskultatorisch** noch **Darmgeräusche** vorhanden. Diese werden im Verlauf mit Ausbreitung der Peritonitis jedoch **spärlicher**. Es kommt langsam zum paralytischen **Ileus.**

- **Palpation**

Während der Palpation ist das **vorsichtige Beklopfen der Bauchdecke mit den Fingerspitzen schmerzhaft**, es liegt eine **Abwehrspannung (Peritonismus)** vor. Im Vollbild der Peritonitis ist ein sogenanntes **bretthartes Abdomen** zu finden.

Lediglich zu Beginn und auch bei adipösen Patienten kann es schwierig sein, die Abwehrspannung zu erkennen und entsprechend einzuordnen. Hier ist dann die korrekte Bildgebung entscheidend.

- **Weitere Symptome**

Die Patienten berichten von rasch und stetig zunehmenden Schmerzen zunächst regional im Bereich der Perforationsstelle. Rasch ist der Schmerzcharakter peritonitisch, der Patient liegt bewegungslos und verkrampft da und meidet jede Bewegung. Auch Erschütterungen am Bett schmerzen.

- **Differenzialdiagnosen**
  - **Akute Pankreatitis**: Der Schmerzcharakter und der Ort bei der schweren Pankreatitis ist von dem der Magen- oder Querkolonperforation kaum zu unterscheiden. Hier bringt die Bestimmung der erhöhten Serumlipase Klarheit. Bei bereits längerer Schmerzanamnese und bereits eingetretener diffuser Peritonitis mit paralytischem Ileus kann die Lipase ebenfalls **leicht** erhöht sein. Des Weiteren ist bei perakutem Schmerz und sofortiger Vorstellung beim Notarzt oder Notaufnahme zu berücksichtigen, dass die Lipasebestimmung trotz vorliegender Pankreatitis zu früh erfolgt und erst 2–3 h nach Schmerzbeginn zu steigen beginnt.
  - **Mesenterialischämie**: Der akute Verschluss der proximalen A. mesenterica superior mit konsekutiver Dünndarmischämie und im Verlauf Nekrose ist nur bei rascher Diagnostik behandelbar und führt bei zu später Therapie zum Tode. Segmentale Ischämien des Kolons wiederum können meist in der konservativen Behandlung

verbleiben. Insbesondere bei betagten Patienten mit erhöhtem Risiko für Kardioembolien (Vorhofflimmern, Mitralvitien, hoher CHA_2DS_2VASc-Score ohne aktuelle, effektive Antikoagulation) sollte an die Mesenterialischämie gedacht werden. Die Bestimmung des Lactats ist tatsächlich keine große Hilfe, da in der Frühphase des Verschlusses der Wert normal ist und die Lactaterhöhung bereits auf eine späte Phase hinweist und auch während einer Sepsis bei einer Peritonitis oder Pankreatitis erhöht ist. Es braucht die schnelle Bildgebung: entweder als (anspruchsvolle) Duplexsonographie der Mesenterialgefäße oder als Computertomographie mit früher, arterieller Phase inkl. Kontrastmittel.

▬ **Ruptur der Bauchaorta** Die Patienten mit freier Perforation der Bauchaorta erreichen das Krankenhaus nicht mehr lebend. Anders verhält es sich bei – zwischenzeitlich – gedeckter Blutung. Unmittelbar mit dem Ereignis tritt ein maximaler Schmerz ein, der auch analgetisch kaum beherrschbar ist. Rasch entwickelt sich auch bei gedeckt rupturierter Bauchaorta ein hämorrhagischer Schock ein. Diese Patienten mit abdominellem Vernichtungsschmerz und Schock sollten noch vor Eintreffen der Laborwerte ein kontrastmittelgestütztes CT erhalten, um Überlebenschancen zu behalten.

▬ **Peritonitis** Auch ohne Hohlorganperforation kann sich eine bakterielle Peritonitis ausbreiten, z. B. bei einer spontan bakteriellen Peritonitis, einer Durchwanderungsperitonitis oder auch einer Appendizitis oder Divertikulitis. Relevant für die rasche Therapie ist auch hier die Palpation mit Erkennen des Peritonismus. Die Sonographie weist einfach den Aszites als Begleitreaktion bei der Peritonitis nach. Den Ursprung der Peritonitis in der Sonographie zu erkennen ist weitaus schwieriger. Im Zweifel kann der Aszites meist gut sonographisch geführt punktiert werden, um die deutliche Leukozytose >1000/µl (und Granulozytenzahl >250/µl) – meist weit darüber – nachzuweisen. Diese Maßnahmen sollten jedoch die entscheidende Bildgebung, die Computertomographie und die Operation nicht verzögern.

■ **4 weiterführende naheliegende diagnostische/therapeutische Schritte**

1. **Röntgen Abdomen:** Dies ist die einfachste, schnellste und sicherste Maßnahme, um freie peritoneale Luft nachzuweisen. Insbesondere abends/nachts ist es eine gute Möglichkeit, eine schnelle OP-Indikation nicht zu „verschlafen" und die radiologische Bereitschaft nicht überzustrapazieren. Wichtig ist hierbei, dass stehend das Röntgenbild angefertigt wird, hierzu reicht eine Ebene. Wenn liegend geröntgt werden muss, dann erfolgt die Beurteilung der freien Luft in der Linksseitenlage, die der Patient bereits seit mindestens 5 min einhält. Die a.p.-Ebene ist wiederum gut geeignet, einen Ileus oder eine schwere Koprostase zu erkennen.

2. **Sonographie Abdomen:** Natürlich ist die abdominelle Notfallsonographie bei Patienten mit diffusen Bauchschmerzen sinnvoll, diese hat jedoch bei der Diagnostik von freier Luft ihre Grenzen. Es ist gut möglich, freie Luft und die einhergehende freie Flüssigkeit zu erkennen, jedoch ist es eine Herausforderung, freie peritoneale Luft **auszuschließen**. Sicherlich häufiger sollte die Gelegenheit genutzt werden, auch kurzfristig bzw. notfallmäßig, einen neu aufgetretenen Aszites ultraschallgesteuert diagnostisch zu punktieren.

3. **Computertomographie Abdomen:** Eine Computertomographie des Abdomens sollte bei Nachweis einer Abwehrspannung jedes Mal dann erfolgen, wenn

anderweitig durch Anamnese, Untersuchung, Labor, Sonographie keine ausreichend sichere Diagnose des akuten Abdomens gestellt werden kann. Bei „akutem Bauch" und hoher Wahrscheinlichkeit einer Peritonitis oder Hohlorganperforation kann auch direkt eine CT erfolgen, wenn die Wahrscheinlichkeit eines operativen Eingriffs sehr hoch ist. Dies führt zur raschen Diagnose. Der Chirurg ist nun bei bekannter Diagnose in der Lage, den Laparotomiezugang kleiner zu halten.

4. **Laborchemie:** In der Frühphase der Hohlorganperforation sind lediglich beginnend Entzündungsparameter erhöht. Im Verlauf der entwickelnden Peritonitis steigen diese zusammen mit der LDH und Sepsisparametern. Die diffuse Peritonitis führt praktisch immer zum Multiorganversagen mit entsprechenden Veränderungen für Retentionswerte und Gerinnungsparameter inkl. Thrombozyten.

Fallbeispiel

Zur Aufnahme in Begleitung des Notarztes kommt ein 68-jähriger adipöser Patient, nachdem dieser im Pflegeheim zweimal massiv schwärzlich erbrochen hat. Aufgrund einer stattgehabten Hirnblutung besteht eine Aphasie und eine Hemiplegie links. In den letzten 5 Tagen habe er kaum noch essen wollen, Flüssigkeit wird über eine PEG ergänzend gegeben. Das verordnete Novaminsulfon und MCP habe nur wenig Besserung gebracht. Der Notarzt berichtet von einer Tachypnoe bei Vorfinden des Patienten mit SaO_2 88 %, die unter O_2-Gabe von 6 l/min auf 94 % ansteigt. Aufgrund von respiratorischer Insuffizienz wird eine Aufnahme auf die Intensivstation notwendig. Im Röntgenbild zeigen sich bds. zentrale Infiltrate. Die respiratorische Insuffizienz macht im kurzfristigen Verlauf eine Intubation und kontrollierte Beatmung notwendig. Laborchemisch zeigen sich deutlich erhöhte Entzündungsparameter mit Leukozytose 27/nl, CRP 42 mg/dl mit Procalcitonin von 34 µg/l. Laborchemisch und klinisch besteht ebenso ein Organversagen der Nieren und eine eingeschränkte Gerinnung. Trotz Volumengabe wird eine Gabe von Noradrenalin notwendig.

Als Ursache des septischen Schocks wird die beidseitige (Aspirations-)Pneumonie gehalten und Piperacillin/Tazobactam angesetzt. In der Bronchoskopie zeigt sich jedoch weder eitriges Sekret noch Mageninhalt in den Luftwegen, eine Kultur aus Bronchialspülsekret wird angelegt. Die im Rahmen der intensivmedizinischen Versorgung gelegte Magensonde fördert kein Frischblut, sodass angesichts des septischen Schocks keine akute Gastroskopie durchgeführt wird. Jedoch ist das Fördervolumen von 1,5 l in den nächsten 6 Stunden auffällig. Die erneute, ausführliche klinische Untersuchung zeigt ein **stilles Abdomen** mit fraglicher **Abwehrspannung (beim analgosedierten Patienten)**. In der abdominellen Sonographie ist reichlich ubiquitär freie Flüssigkeit vorhanden. Vor Indikationsstellung einer Laparotomie wird die Durchführung einer CT-Abdomen und Thorax beschlossen. Dieses zeigt ein frei perforiertes Sigma am ehesten auf dem Boden einer Divertikulose mit Peritonitis sowie das Bild eines ARDS in den thorakalen Schichten.

Angesichts des refraktären septischen Schocks mit nun notwendiger Hämofiltration und weiter zu intensivierenden Beatmung wird im ausführlichen Gespräch mit den Angehörigen der mutmaßliche Wille des Patienten eruiert. Die nächsten Angehörigen entschließen sich gegen eine Eskalation der Therapie, insbesondere Operation. Der Patient verstirbt innerhalb weniger Stunden nach langsamer Reduktion der Katecholamintherapie bei weiter bestehender Analgosedierung und Beatmung.

4.4.9 Pankreatitis

Das Leitsymptom der akuten wie chronischen Pankreatitis, der Oberbauchschmerz, führt nur dann zur raschen Diagnose der Pankreatitis, wenn bei diesen Patienten mit abdominellen Schmerzen **grundsätzlich** die **Lipase** im Serum bestimmt wird. Natürlich bietet die Stärke der Schmerzen einen gewissen Ausblick, ob es sich um eine moderate oder schwere, komplizierte Pankreatitis handelt. Jedoch ist es ebenfalls von großer Wichtigkeit, auch eine klinisch leicht verlaufende Pankreatitis zu diagnostizieren, um schweren Schüben durch therapeutische Maßnahmen vorzubeugen.

Die klinischen Erscheinungsformen der Pankreatitis in aufsteigender Schwere sind:

1. **Ödematöse Pankreatitis** mit Schwellung des Organs und Begeitreaktion des umgebenden Fett- und Bindegewebes.
2. **Exsudative Pankreatitis,** bei der Pankreassekret in die Umgebung, z. B. peripankreatisch, peritoneal oder Gerotafaszien bds., austritt.
3. **Nekrotisierende Pankreatitis** mit Untergang eines Teils des Pankreasorgans, erkennbar an fehlender Perfusion im entzündeten Bereich

Dabei sind natürlich auch Kombinationen möglich.

Durch rezidivierende Entzündungsschübe wie typischerweise beim chronischen Alkoholkonsum kann es zur chronischen Pankreatitis kommen. Diese führt bei Fortschreiten der Erkrankung sowohl zu wiederkehrenden Schmerzen als auch zum langsamen Funktionsverlust der exokrinen und endokrinen Funktion des Pankreas.

- **Epidemiologie**

Die **akute** Pankreatitis ist zu 40 % auf Alkoholkonsum zurückzuführen, zu weiteren 40 % biliär. Bei der **chronischen** Pankreatitis findet sich sogar bei 80 % der chronischen Äthylismus als Ursache. Die Klärung der selteneren Ursachen erfordert ausführliche Anamnese (hereditäre P., medikamenten-toxische P.) und z. T. wiederholte diagnostische Bildgebung (Pankreastumor, Pankreas divisum).

- **Auskultation**

Zeichen einer nicht mehr moderaten Pankreatitis ist die **abnehmende Peristaltik**, die sich in **abnehmenden, spärlichen Darmgeräuschen** bis hin zum **paralytischen Ileus** äußert. Weniger zur Diagnosestellung hat die Auskultation des Abdomens beim Patienten mit akuter Pankreatitis die Aufgabe, zusammen mit der Analgesie die Indikation zur Anlage eines periduralen Katheter zu stellen. Diese führt regelmäßig zur Besserung der Darmparalyse und damit zur Besserung der Prognose.

- **Palpation**

Wichtig ist zu bemerken, dass der Patient bei Palpation **epigastrisch/subxiphoidal** immer eine **Aggravierung des Schmerzes** bemerkt. Dieses ist wichtig, um bereits präklinisch vom Hinterwandmyokardinfarkt unterscheiden zu können.

> Der „Gummibauch" ist Ausdruck der beginnenden peritonealen Reizung kombiniert mit Kolonmeteorismus (■ Abb. 4.14 **gibt ein Hörbeispiel eines**

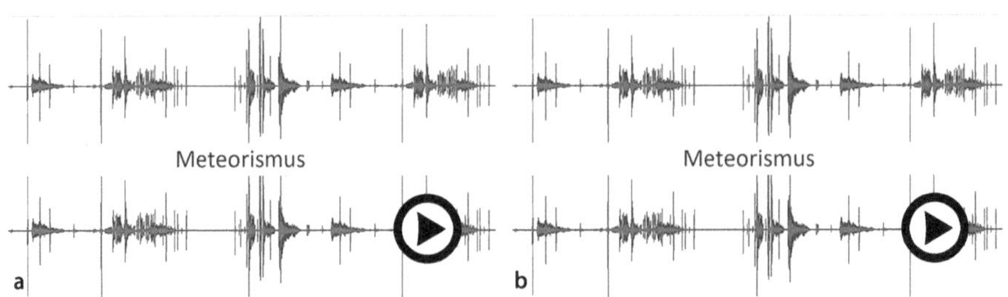

Abb. 4.14   Hörbeispiel 4.14: Meteorismus Beispiel A and Meteorismus Beispiel B
(https://doi.org/10.1007/000-0fq) (https://doi.org/10.1007/000-0fr)

funktionell meteoristischen Bauches, der im Gegensatz zum meteoristischen Bauch bei Pankreatitis wesentlich reger ist) während der Darmparalyse, die bei der Palpation an einen Gummischlauch erinnert.

Hauptzeichen einer schwersten Pankreatitis sind das sog. **Grey-Turner-Zeichen** in der Flanke und das **Cullen-Zeichen** periumbilikal, welche jeweils Einblutungen ins Gewebe aufgrund der Autodigestion durch die Verdauungsenzyme zeigen.

- **Weitere Symptome**

Die Patienten berichten über rasch zunehmende Schmerzen im Oberbauch, die häufig in den Rücken auf gleicher Höhe ziehen. Der Schmerz ist konstant und selten wellenförmig.

Der retroperitoneale und z. T. peritoneale Schmerz bewirkt einen zwar motorisch ruhigen Patienten, der jedoch bei heftigen Beschwerden vegetative Symptome wie Kaltschweißigkeit oder Blässe zeigt.

- **Differenzialdiagnosen**

Durch die rasche Bestimmung der Lipase im Serum kann eine akute Pankreatitis schnell diagnostiziert werden. Bei schwerem Krankheitsbild und nur gering erhöhter Lipase muss berücksichtigt werden, dass auch manche nachfolgende Differenzialdiagnose als Nebenbefund eine Lipaseerhöhung bewirkt.

- **Ulcus ventriculi/duodeni, Hohlorganperforation:** Die Schmerzlokalisation ist sehr ähnlich zur Pankreatitis, die Schmerzintensität ist bei der Pankreatitis nicht immer groß. Daher ist es anhand der klinischen Untersuchung oder auch Bildgebung mit Sonographie eine sichere Unterscheidung schwer. Die rasche Bestimmung der Lipase (sensitiver und spezifischer als die Amylase) wird notwendig. Zu beachten ist, dass von der ersten Symptomatik bis zum Anstieg der Lipase im Serum 1–2 h vergehen können, sodass die Bestimmung der Lipase bei sehr kurzer Anamnese mindestens 2 h später wiederholt werden sollte.
- **Akute Cholezystitis:** Zunächst wird eine Cholezystitis meist mit kolikartigen Schmerzen eingeleitet. Der Schmerz ist im Verlauf im rechten Oberbauch lokalisiert (Murphy-Zeichen). Schwierig wird es dadurch, dass bei einer biliären Pankreatitis die Cholezystitis im Verlauf hinzukommen kann. Insbesondere dann, wenn in der therapeutischen ERCP eine Kontrastierung des D. cysticus nicht gelingt und somit eine inkarzerierte Lage eines Konkrements im D. cysticus oder Infundibulum der Gallenblase naheliegt, ist die Ausbildung einer akuten Cholezystitis eine Frage der Zeit.

■ **Mesenterialischämie:** Der akute Verschluss der proximalen A. mesenterica superior mit konsekutiver Dünndarmischämie und im Verlauf Nekrose ist nur bei rascher Diagnostik behandelbar und führt bei zu später Therapie zum Tode. Bei Risikopatienten, insbesondere **nicht antikoagulierte**, ältere Patienten mit erhöhtem CHA_2DS_2VASc-Score, sollte rasch eine CT-Abdomen mit Kontrastmittel durchgeführt werden.

■ **4 weiterführende naheliegende diagnostische/therapeutische Schritte**

1. **Laborchemie:** Wie bereits erwähnt, kann die Bestimmung der Lipase die Diagnose sichern. Zusätzlich kann die Bestimmung der Cholestasewerte und der Triglyceride auf die Genese hinweisen. Eine Hypokalzämie weist auf eine schwere Pankreatitis hin.
2. **Sonographie Abdomen:** Es ist möglich, sonographisch die Peripankreatitis, d. h. die Verdichtung der peripankreatische Fettgewebe darzustellen, ebenso Exsudate. Vielmehr ist die frühe abdominelle Sonographie wichtig zum Erkennen einer biliären Pankreatitis wie z. B. Erweiterung der Gallenwege und Vorliegen einer Cholezystolithiasis und damit zur Indikationsstellung für eine rasche ERCP.
3. **Computertomographie Abdomen:** Eine Computertomographie sollte bei Aufnahme nur in Ausnahmefällen und weiterhin unklarer Differenzialdiagnose durchgeführt werden. Vielmehr ist zum Erkennen einer nekrotisierenden Pankreatitis ein kontrastmittelgestütztes Verfahren notwendig. Eine CT mit KM kann jedoch erst 3–5 Tage nach Schmerzbeginn ausreichend sicher die nekrotisierende Pankreatitis erkennen.
4. Die akute Pankreatitis sowie der akute Schub einer chronischen Pankreatitis benötigt zunächst vor allem Volumentherapie (Ziel Hämatokrit <0,35), ausreichende Analgesie, vorzugsweise bei schweren Verläufen mit einem Periduralkatheter und bei biliärer Genese die Sanierung einer Choledocholithiasis, falls diese noch vorliegt.

Fallbeispiel

Am späten Abend wird eine 44-jährige, leicht adipöse Patienten in Begleitung des Rettungsdienstes mit starken Oberbauchschmerzen zur Aufnahme gebracht. Sie habe in den letzten Tagen schon 2 mal für einige Minuten Oberbauchschmerzen gehabt, die jedoch dann wieder nachgelassen hatten. Nun hielten die Schmerzen seit über eine Stunde an und nähmen an Stärke weiter zu. Sie trinke wohl durchaus 3–4 Bier am Tag.

In der körperlichen Untersuchung hat die Patientin einen **deutlichen Druckschmerz im gesamten Oberbauch mit elastischer Resistenz epigastrisch** und auch eine **Abwehrspannung im rechten Oberbauch.** Die Auskultation zeigt nur sehr **spärliche, glucksende Darmgeräusche** im Abdomen. Laborchemisch ist zunächst eine leichte Leukozytose von 13,6/nl, ein CRP von 2,3 mg/dl sowie eine jeweils 4-fache Erhöhung von GOT, GPT und GGT auffällig. Das Bilirubin ist mit 1,0 mg/dl grenzwertig. Die abdominelle Sonographie zeigt einen Gallenblasenhydrops ohne sichere Konkremente bei grenzwertig weitem DHC von bis 7 mm. Das Pankreas ist schwer abgrenzbar, eine längere Untersuchung wird von der Patientin nicht toleriert. Die Patientin erhält über Nacht 2 l Ringerlösung und eine Analgesie mit Novalminsulfon und Piritramid intravenös ohne ausreichende Schmerzfreiheit, sodass noch ergänzend ein PDK gelegt wird. Am nächsten Vormittag zeigt die klinische Untersuchung bei deutlicher Schmerzbesserung weiterhin einen „Gummibauch", die Perkussion und Auskultation des Thorax zeigt einen

Zwerchfellhochstand und den V. a. Pleuraergüsse. Bei reduzierter O_2-Sättigung, Atemfrequenz von 25/min, ansonsten aber stabilen Vitalparametern verbleibt die Patientin auf der IMC (intermediate care). Die Temperatur ist nun 38,1°C. Die erneute Blutentnahme zeigt steigende Transaminasen, GGT, AP und Bilirubin auf nun 1,8 mg/dl. Ebenso weist ein Kreatininanstieg von 0,8 auf 1,5 mg/dl ein akutes Nierenversagen (AKIN Stadium 1) nach.

Um ausreichend sicher zwischen einer biliären und alkoholischen Pankreatitis zu unterscheiden, wird eine Endosonographie durchgeführt, die eine Choledocholithiasis mit präpapillärem Konkrement nachweist, ebenso auch noch weitere infundibuläre kleine Gallenblasenkonkremente. Darüber hinaus kann mittels CEUS (kontrastverstärkte Ultraschalluntersuchung) während der Endosonographie nachweisen, dass es zu einer partiellen Pankreascaput- und -corpusnekrose gekommen ist. Anschließend kann in einer ERC nach Papillotomie das Gallengangskonkrement entfernt werden. Aufgrund der nekrotisierende Pankreatitis beträgt der Krankenhausaufenthalt insgesamt 3 Wochen. Weitere 6 Wochen später wird eine elektive Cholezystektomie durchgeführt.

4.5   Besonderheiten im Kindesalter

Während im Kindes- und Jugendalter gastrointestinale Blutungen selten vorkommen – eine Möglichkeit ist z. B. ein Meckeldivertikel als mittlere gastrointestinale Blutung mit dem Leitsymptom schwere Hämatochezie oder auch eine chronisch entzündliche Darmerkrankung als subakute Blutung im jugendlichen Alter –, sind Bauchschmerzen häufig. Sie sind beim Kleinkind und noch Grundschulkind oft Symptom eines Infektes, wobei der meist fieberhafte Infekt z. B. als Pharyngitis, Tonsillitis oder auch Blasenentzündung woanders lokalisiert ist. Auch ein allgemeines Unwohlsein sowie eine Somatisierung eines psychischen Belastungszustands lässt das Kleinkind Bauchschmerzen klagen.

Die Auskultation kann durchaus gut mit einem normal dimensionierten Stethoskop durchgeführt werden. Die Peristaltik ist im Allgemeinen beim Kleinkind etwas reger und auch heller klingend als beim Erwachsenen. Eine spärliche oder klingende Peristaltik ist demgegenüber vergleichbar gut hörbar.

Warnzeichen für eine schwere Erkrankung beim Kind sind unter anderem Luftnot, Zyanose, Benommenheit/Somnolenz sowie auch Bewegungsarmut. Da ein echter Peritonismus bei jeder Erschütterung schmerzhaft ist, bewegt sich dieses Kind nur vorsichtig und wenig. Bei der abdominellen Palpation ist hier darauf zu achten, dass zunächst der nicht schmerzhafte Bereich palpiert und auskultiert wird.

4.6   Besonderheiten in der Geriatrie

Bei multimorbiden geriatrischen Patienten kann in der klinischen abdominalen Untersuchung insbesondere die Palpation erschwert sein. Oft sind diese Patienten nicht in der Lage, die Bauchdecken auf Aufforderung zu entspannen. Neben z. B. extrapyramidalmotorischen Bewegungsstörungen oder auch einfacher Bewegungsunruhe ist oft auch die Kommunikation deutlich erschwert, z. B. bei Hörminderung oder kognitiven Störungen. Neben einer guten Kopfauflage kann es dann helfen, zunächst die Hände des Patienten zu nehmen und auf die Brust zu legen, damit Anspannungen der Bauchdecke durch

Armbewegungen vermieden werden. Palpiert man dann ohne oder mit nur minimalem Druck länger an einzelnen Stellen, kann man oft einen Tonuswechsel der Bauchdeckenmuskulatur ertasten, häufig auch mit vollständigen Entspannungen z. B. in der Exspiration, und in diesen kurzen Phasen mit etwas mehr Druck nach Resistenzen suchen. Dabei sollte man auf die Mimik des Patienten achten und möglichst Augenkontakt halten, da bei erschwerter Kommunikation auch die verbalen Aussagen zu Schmerzen oft nicht verwertbar sind und insbesondere die Frage „Haben Sie jetzt Schmerzen" stereotyp mit nein beantwortet wird, obwohl z. B. mimisch Hinweise auf Schmerzen bestehen.

Fallbeispiel

Die 92-jährige Altenheimbewohnerin wird hausärztlich wegen in den letzten Wochen zunehmender Diarrhoen ohne Ansprechen auf symptomatische medikamentöse Therapie stationär eingewiesen. Die Patientin selbst ist hochgradig dement und kann zur Vorgeschichte keine Angaben machen, auf die Frage, ob sie Schmerzen habe, antwortet sie mit nein. Dem mitgegebenen Pflegeüberleitungsbogen ist zu entnehmen, dass beim mehrmals täglichen Wechseln der Inkontinenzvorlagen diese immer normalgefärbten, fast flüssigen Stuhl enthielten, in den letzten Tagen sei die Nahrungsaufnahme außerdem deutlich zurückgegangen. Die aktuelle Medikation bestehe aus Paracetamol 4 x 1 g, Morphinsulfat retard 2 x 10 mg, Valsartan 160 mg/Hydrochlorothiazid 12,5 mg 1 x tgl. morgens; Macrogol war 7 Tage zuvor abgesetzt worden, unter Loperamid 3 x 2 mg sei keine Besserung der Diarrhoen eingetreten.

Klinisch fällt bei der Palpation des Abdomens unregelmäßig Grimassieren und Abwehr auf, ein eindeutiges punctum maximum kann jedoch nicht herausgearbeitet werden, eine Resistenz ist nirgendwo eindeutig tastbar. Die Darmgeräusche sind ubiquitär eher spärlich ohne weitere Auffälligkeiten. In der rektalen Untersuchung zeigt sich perianal wenig flüssiger unauffällig gefärbter Stuhl, rektal lässt sich ein großes, hartes Stuhlimpakt tasten. Die übrige Routinediagnostik in der Aufnahme zeigen einschl. Labor und EKG keine wegweisenden Befunde.

Durch rektale Klistiere kann das Stuhlimpakt aufgeweicht und schließlich abgeführt werden, die Loperamidmedikation wird beendet und Macrogol in höherer Dosierung wiederaufgenommen. Nachdem die Patientin auch wieder mit gutem Appetit gegessen hat, wird in Absprache mit dem vorsorgebevollmächtigten Sohn im Hinblick auf die hochgradige Demenz auf weiterführende Diagnostik und insbesondere auf eine Koloskopie verzichtet.

5

Quiz

Martina Kahl-Scholz, Matthias Pinkernell, Thomas J. Hellmann und Michael Gösling

© Springer-Verlag GmbH Deutschland, ein Teil von Springer Nature 2018
M. Kahl-Scholz (Hrsg.), *Basisdiagnostik in der Inneren Medizin*, Springer-Lehrbuch,
https://doi.org/10.1007/978-3-662-56153-9_5

In diesem Kapitel können Sie das erlernte Wissen selbst überprüfen und festigen. Mehrere Multiple-Choice-Fragen und die dazugehörigen ausführlichen Antworten helfen Ihnen, noch einmal wichtige Aspekte der Auskultation, Perkussion und Palpation zu wiederholen.

5.1 MC-Fragen

1. Welche Aussage zur Perkussion ist **richtig**?
   A. Eine gedämpfte Schallqualität deutet auf einen luftgefüllten Raum hin.
   B. Bei Flüssigkeitsansammlungen klingt der Schall tympanisch.
   C. Ein sonorer Klopfschall ist leise und gedämpft.
   D. Bei Aszites oder Pleuraerguss kann der Klopfschall gedämpft sein.
   E. Hypersonor und tympanisch sind zwei Begriffe für ein und dieselbe Schallqualität.

2. Welche Aussage zum Auskulationsbefund ist **falsch**?
   A. Ein vesikuläres Atemgeräusch der Lunge ist physiologisch.
   B. Klappen- und Septumsdefekte führen zu den charakteristischen Herztönen.
   C. Ein metallisch klingendes Geräusch im Bauchbereich kann auf einen Ileus hindeuten.
   D. Borborygmi können Hinweis auf eine Enteritis sein.
   E. Rasseln oder Reiben in der Lunge ist pathologisch.

3. Welche Aussage zum Stethoskop **trifft zu**?
   A. Der Monoschlauch ist einlumig, bei dem beide Ohren mit den Tönen aus dem gleichen Schlauch beschallt werden.
   B. Diesen Monoschlauch erkennt man an der typischen X-Form beim Übergang zu den Ohrbügeln.
   C. Doppelschlauch-Stethoskope besitzen vier parallel verlaufenden Einzelschläuche.
   D. Der Dual-Lumen-Schlauch ist eine andere, neue Variante des Mono-Schlauches.
   E. Die Trichterseite eignet sich gut zum Hören hoher Frequenzen.

4. Welche Aussage zur Auskultation am Herzen ist **falsch**?
   A. Die Trikuspidalklappe lässt sich am 4. ICR rechts parasternal auskultieren.
   B. Die Pulmonalklappe lässt sich am 2. ICR links parasternal auskultieren.
   C. Der Erb-Punkt lässt sich am 3. ICR links parasternal auskultieren.
   D. Die Aortenklappe lässt sich am 2. ICR rechts parasternal auskultieren.
   E. Die Mitralklappe lässt sich am 4. ICR rechts medioklavikulär auskultieren.

5. Welche Aussage zur Auskultation **trifft nicht zu**?
   A. Lauter werdende Herzgeräusche werden als crescendo bezeichnet.
   B. Die pulmonale Auskultation erfolgt möglichst beim liegenden Patienten.
   C. Leiser werdende Herzgeräusche werden als decrescendo bezeichnet.
   D. Die physiologische Peristaltik reicht von spärlichen, auch glucksenden Geräuschen bis hin zu lebhafter, meteoristischer Peristaltik.
   E. Eine hochfrequente, „klingende" Peristaltik bei der Auskultation des Bauchraumes ist pathologisch.

6. Welche Aussage zur Untersuchung des Herzens **trifft zu**?
   A. Bei der absoluten Herzdämpfung befindet sich Lungengewebe zwischen dem Herzen und der Perkussionsstelle.
   B. Sobald sich kein Lungengewebe zwischen dem Herzen befindet, spricht man von einer relativen Herzdämpfung.
   C. Für die Auskultation des Herzens ist es ratsam, den Patienten in eine Oberkörperhochlagerung (30°) zu bringen.
   D. Für eine Atemruhelage bei der kardialen Auskultation wird der Patient gebeten, nach der maximalen Inspiration den Atem anzuhalten. Das ist angenehmer als bei der Exspiration.
   E. Es macht keinen Unterschied, ob man durch die Kleidung oder auf der Haut direkt auskultiert.

7. Welche Aussage zu den Besonderheiten der kardialen Auskultation ist **falsch**?
   A. Die Aortenklappe kann besonders gut im Sitzen auskultiert werden.
   B. Für die Mitralklappenauskultation ist eine Rechtsseitenlage sinnvoll.
   C. Für die Mitralklappenauskultation ist eine Linksseitenlage sinnvoll.
   D. Am Erb-Punkt sind alle Klappen ungefähr gleich laut.
   E. Zu der Auskultation gehört der Erbscher-Punkt, die Mitralklappe, Trikuspidalklappe, Aortenklappe und Pulmonalklappe.

8. Welche Aussage zu den Atemgeräuschen trifft **nicht zu**?
   A. Bei der laminaren Strömung handelt es sich um eine gleichmäßige und unverwirbelte Bewegung der Luft in eine Richtung.
   B. Bei der turbulenten Strömung bewegt sich die Luft in Wirbeln und nicht mehr „schön geordnet" in Schichten.
   C. Das zentrale Atemgeräusch wird auch als Vesikuläratmen bezeichnet.
   D. Zentrale Atemgeräusche können physiologisch vor allem über der extrathorakalen Trachea und der Bronchialregion wahrgenommen werden.
   E. In der Lungenperipherie sollte weitgehend nichts auszukultieren sein, da dort vorwiegend laminare Strömung vorherrscht, es sich also um eine „stumme Zone" handelt.

9. Welche Aussage zu der Entstehung von pathologischen Atemgeräuschen ist **richtig**?
   A. Ein leiseres Atemgeräusch entsteht bei Hyperventilation.
   B. Die Schallleitung wird vor allem durch den Anteil an soliden Strukturen beeinflusst.
   C. Die Schallleitung ist in luftgefüllten Strukturen besser.
   D. Die Schallleitung in Flüssigkeiten deutlich besser. Bei Pleuraergüssen kann es daher zu einer Verstärkung kommen.
   E. Das periphere Atemgeräusch entsteht in den Alveolen.

10. Welche Aussage zur Bronchophonie und zum Stimmfremitus **trifft zu**?
    A. Durch die Bronchophonie wird die Weiterleitung hochfrequenter Töne geprüft.
    B. Bei einer verstärkten Schallleitung ist bei der Bronchophonie die Zahl auf der erkrankten Seite schlechter zu verstehen als auf der gesunden Seite.

   C. Bei verminderter Schallleitung ist die Zahl über der betroffenen Lungenpartie gut hörbar.

   D. Zur Prüfung des Stimmfremitus platziert man die Handkante auf die Schulterblätter.

   E. Bei geringerer Schalleitung der Lungen sind die Vibrationen (der Stimmfremitus) besser fühlbar.

11. Welche Aussage zu den Atemnebengeräuschen trifft **nicht zu**?
   A. Grobblasiges Rasselgeräusch können durch Sekrete in den größeren Atemwegen wie Luftröhre und Bronchien entstehen.
   B. Die Sklerophonie entsteht durch Dehnung fibrotisch umgebauten Lungengewebes (Lungenfibrose), das mit zunehmender inspiratorischer Entfaltung zunimmt und nicht (!) reversibel ist.
   C. Ein Entfaltungsknistern kommt durch Dehnung atelektatischer Bereiche zu Beginn der Inspiration zustande.
   D. Feinblasige Rasselgeräusche entstehen durch Sekrete in den kleineren Atemwegen wie den kleinen Bronchien und den Lungenbläschen.
   E. Rasselgeräusche und Sklerophonie gehören zu den kontinuierlichen Atemnebengeräuschen.

12. Welche Aussage ist **richtig**?
   A. Brummen ist ein hochfrequentes Strömungsgeräusch, das vor allem während der Inspiration auftritt.
   B. Pfeifen entsteht durch Erweiterung der Atemwege mit beschleunigtem Fluss bei ausgeprägten Turbulenzen.
   C. Je nach Entstehungsort kann ein Stridor eher hoch- (obere Atemwege) oder niederfrequent (untere Atemwege) sein.
   D. Pleurareiben entsteht im Rahmen einer Flüssigkeitsansammlung zwischen den beiden Pleurablättern.
   E. Bei einer Pleuritis exsudativa ist das Reibegeräusch besonders ausgeprägt.

13. Welche Aussage zur Pneumonie **trifft zu**?
   A. Die Pneumonie führt zu einer Reduktion des Luftgehalts und damit zu einem hypersonoren Klopfschall.
   B. Typisch sind grobblasige Rasselgeräusche.
   C. Die Rasselgeräusche werden häufig als „ohrnah" bezeichnet.
   D. Die Bronchophonie ist abgeschwächt.
   E. Der Stimmfremitus ist vermindert.

14. Welche Aussage zum Pleuraerguss ist **falsch**?
   A. Bei einem Pleuraerguss findet sich Flüssigkeit in der Pleurahöhle (>20 ml), die i. d. R. eine Begleiterscheinung einer anderen Erkrankung, wie etwa der Pneumonie, der Herzinsuffizienz oder bei Karzinomen, ist.
   B. Eine einseitig höherstehende Lungengrenze (basale Dämpfung des Klopfschalls) bei verminderter oder fehlender Atemverschieblichkeit ist typisch beim Pleuraerguss.

   C. Durch den Erguss ist die Schallleitung verstärkt, die zentralen Atemgeräusche („Bronchialatmen") sind deshalb hörbar, wie sonst nur z. B. direkt über der extrathorakalen Trachea.

   D. Klinisch imponiert die Dyspnoe (bei kleineren Ergüssen bei Anstrengung, bei größeren auch schon in Ruhe und zunehmend, wenn die nichtbetroffene Lungenseite bei Seitenlagerung unten liegt).

   E. Der Stimmfremitus ist an der betroffenen Seite aufgrund der Impedanz der Flüssigkeitsansammlung verstärkt.

15. Welche Aussage zur COPD trifft **nicht zu**?

   A. Die COPD ist mittlerweile weltweit eine der führenden Lungenerkrankung und wird vor allem mit dem Rauchen in Verbindung gebracht.

   B. In der Auskultation ist eine verkürzte Inspiration klassisch.

   C. Im Röntgenbild ist meist eine Zeichnungsvermehrung der Lungenstruktur zu sehen.

   D. In der Palpation kann durch eine Infiltration der Stimmfremitus vermindert sein.

   E. Sollte sich ein Emphysem entwickelt haben, kann es in der Perkussion zu einem hypersonoren Klopfschall kommen aufgrund der Überblähung der Lunge und ggf. tiefstehende Zwerchfelle.

16. Welche Aussage zur COPD und zum Asthma bronchiale **trifft zu**?

   A. Die COPD verläuft immer schubweise.

   B. Beim Asthma sind die Symptome irreversibel.

   C. Nebengeräusche sind bei der Auskultation beim Asthma vor allem im akuten Schub ausgeprägt.

   D. Bei der Auskultation der Lunge sind bei Asthma inspiratorische Atemnebengeräusche zu hören.

   E. Vor allem Rasselgeräusche können beim Asthma bronchiale dabei als vorherrschendes Geräuschphänomen zu hören sein.

17. Welche Aussage zur Auskultation ist **falsch**?

   A. Der Klopfschall beim Lungenemphysem ist hypersonor.

   B. Das Atemgeräusch bei Lungenemphysem ist über der gesamten Lungenperipherie abgeschwächt oder sogar kaum hörbar.

   C. Bei der Perkussion beim Pneumothorax ist einseitig ein hypersonorer Klopfschall vorhanden auf der Seite mit dem intakten Lungenflügel.

   D. Bei der Auskultation zeigt sich ein Pneumothorax durch ein abgeschwächtes bis aufgehobenes Atemgeräusch, denn infolge des Lungenkollapses ist die Ventilation und die Geräuschproduktion in den großen Luftwegen vermindert.

   E. Bei der Auskultation kommt es vor allem bei der Pleuritis sicca zu charakteristischen Reibegeräuschen, die als Lederknarren beschrieben werden.

18. Welche der folgenden Aussagen zur Auskultation der Lunge im Kindesalter **trifft nicht** zu?

   A. Eine giemende Bronchitis bei Kleinkindern ist ein Hinweis auf die Entwicklung eines späteren Asthmas.

   B. Die Atemgeräusche beim Kind sind meistens eher hochfrequent und oft auch während der Exspiration hörbar.
   C. Die Atemfrequenz ist bei Kindern höher.
   D. Beim Kind liegt der Normwert etwa bei 16-25 Atemzüge/min.
   E. Beim Erwachsenen liegt der Normwert etwa 12-18 Atemzüge/min.

19. Welche Aussage zum Ileus ist **richtig**?
   A. Der paralytische Ileus ist durch eine gesteigerte, lebhafte Peristaltik gekennzeichnet.
   B. Eine Pankreatitis ist eine typische Ursache für einen mechanischen Ileus.
   C. Bei älteren Patienten ist ein stenosierendes kolorektales Karzinom als Ursache des mechanischen Ileus typisch.
   D. Beim Ileus ist die Anlage einer Magenentlastungssonde kontraindiziert.
   E. Zur Bestätigung eines Ileus ist die Bestimmung von Laborwerten unbedingt notwendig.

20. Welche Aussage zur gastrointestinalen Blutung ist **falsch**?
   A. Eine häufige Ursache der gastrointestinalen Blutung beim jungen und jugendlichen Patienten ist eine Meckeldivertikel-Blutung.
   B. Bei bekannter Leberzirrhose und akuter, schwerer gastrointestinaler Blutung sollte noch vor der Gastroskopie eine Kurzinfusion mit 1 mg Terlipressin erfolgen.
   C. Die klinische Unterscheidung einer Hämatemesis und einer Miserere (Erbrechen von Dünndarminhalt) ist schwierig.
   D. Kolondivertikel sind typischerweise Blutungsquelle für okkulte Blutungen.
   E. Angiodysplasien können typischerweise beim älteren Patienten und im oberen, mittleren sowie unteren Intestinum vorkommen.

21. Welche Aussage zum Befund von akuten Bauchschmerzen ist **richtig**?
   A. Die akute Appendizitis zeigt sich typischerweise als erstes mit rechtsseitigen Unterbauchschmerzen.
   B. Eine Peritonitis ist durch kolikartige Schmerzen gekennzeichnet.
   C. Ein mechanischer Ileus geht unbehandelt langsam in eine Paralyse über.
   D. Die Untersuchung des Abdomens sollte in 30° Oberkörperhochlage erfolgen.
   E. Eine unkomplizierte Pankreatitis geht typischerweise mit einem Gummibauch einher.

22. Welche Aussagen zum Gallensteinleiden ist **richtig**?
   A. Typische Beschwerden einer symptomatischen Cholezystolithiasis sind postprandiale Schmerzen, Gewichtsabnahme und Dysphagie.
   B. Je größer die Gallensteine, desto gefährlicher.
   C. Der Ausschluss einer Choledocholithiasis ist am besten mit einer Computertomographie möglich.
   D. Am effektivsten ist es, wenn bei einer akuten Cholezystitis die Cholezystektomie in den ersten 2 Wochen nach Symptombeginn erfolgt.
   E. Typische Symptome einer symptomatischen Cholelithiasis sind rezidivierende Koliken, Peritonismus im rechten Oberbauch und passagere Entfärbungen des Stuhls.

23. Welche Aussage zu den vier Herztönen ist **falsch**?
    A. Der 1. Herzton ist der Muskelanspannungston.
    B. Der 2. Herzton ist der Klappenöffnungston.
    C. Das Punctum maximum des 3. Herztones liegt über dem 2. ICR links.
    D. Der 4. Herzton wird auch als Galopp-Ton bezeichnet.
    E. Der 1. Herzton ist zum Zeitpunkt der R-Zacke zu hören.

24. Welche Aussage zum Schwirren über dem Herzen ist **richtig**?
    A. Herzschwirren ist eine tastbare Vibration.
    B. Am besten ist das Herzschwirren mit dem Daumen zu tasten.
    C. Herzschwirren tritt häufig bei einer Aortenklappenstenose auf.
    D. Herzschwirren tritt häufig bei einer Aotenklappeninsuffizienz auf.
    E. Bei einem Ventrikelseptumdefekt ist es möglich Herzschwirren zu palpieren.

25. Bei der Aortenklappenstenose sind folgende Aussagen **falsch**?
    A. Die HOCM ist keine Differenzialdiagnose der Aortenklappenstenose.
    B. Bei der Aortenklappenstenose ist ein raues, spindelförmiges (crescendo-descre-
       sendo) Systolikum im 2. ICR links auszukultieren.
    C. Bei begleitender Aortenklappeninsuffizienz ist manchmal auch ein Diastolikum
       auszukultieren.
    D. Leitsymptome für eine Aortenklappenstenose sind Angina pecotoris, Synkopen
       und Dyspnoe.
    E. Manchmal kommt es zu einer paradoxen Spaltung des 2. Herztones.

26. Bei der Mitralklappeninsuffizienz sind folgende Aussagen **richtig**.
    A. Es besteht ein tiefes bandförmiges Systolikum mit Punctum maximum im 5. ICR
       links.
    B. Das Systolikum der Mitralklappeninsuffizienz wird in die Axilla fortgeleitet.
    C. Der Herzspitzenstoss ist immer nach rechts kaudal verlagert.
    D. Man hört zusätzlich oft einen 3. Herzton, der als Galoppton bezeichnet wird.
    E. Zwischen der Lautstärke des Geräusches und der Insuffizienz besteht ein enger
       Zusammenhang.

27. Welche Aussage zum Ventrikelseptumdefekt ist **richtig**?
    A. Der Ventrikelseptumdefekt zeigt niemals eine Klinik bei dem Patienten.
    B. Die meisten Ventrikelseptumdefekte werden schon im Kindesalter gefunden
       und operativ versorgt.
    C. Bei kleinen und mittelgroßen Defekten kommt es zu einer Volumenbelastung
       des linken Ventrikels.
    D. Der kleine bis mittelgroße Ventrikelseptumdefekt zeigt bei der Auskultation eine
       raues Holosystolikum im 3. und 4. ICR links parasternal.
    E. Die Aortenklappeninsuffizienz ist vom Holosystolikums des Ventrikelseptum-
       defektes abzugrenzen.

28. Welche Aussagen zur Aortenklappeninsuffizienz sind **falsch**?
    A. Das Hill-Zeichen bedeutet, dass der Blutdruck an der unteren Extremität um >
       60 mmHg höher ist, als an der oberen Extremität.

B. Das pulssynchrone Kopfnicken (Musset-Zeichen) ist typisch für die Aortenklappeninsuffizienz.

C. Durch Behinderung des vorderen Mitralklappensegels kann es zu einem spätsystolischen Geräusch (Austin-Flint-Geräusch) kommen.

D. Die Aortenklappeninsuffizienz ist am besten in Rechtsseitenlage auszukultieren.

E. Auskultatorisch lässt sich ein hauchendes hochfrequentes diastolisches Decrescendogeräusch mit Punctum maximum im 2–3. ICR rechts parasternal oder 3–4. ICR links parasternal ausmachen.

29. Welche Aussagen zur Mitralklappenstenose sind **falsch**?

A. Von einer Mitralklappenstenose sind Männer häufiger betroffen als Frauen.

B. Die Mitralklappenstenose ist am besten über dem 5. ICR auszukultieren.

C. Auskultatorisch ist ein Mitralklappenöffnungston (MÖT) mit nachfolgendem niederfrequenten Descresendo-Diastolikum zu hören.

C. Grundsätzlich ist bei der Mitralklappenstenose ein Graham-Steell-Geräusch zu hören.

D. Je kürzer das Intervall zwischen dem 2. HT und Mitralöffnungston und je länger das Diastolikum, desto schwerer die Klappenstenose.

30. Bei der Myokarditis sind folgende Aussagen **richtig**:

A. Es besteht immer ein typisches Reibegeräusch über dem Herzen.

B. Je nach Klappenbefall kann es zu krankhaften Herzgeräuschen kommen.

C. Bei einer Perikarditis kann es zu herzschlagsynchronen Lederknarren kommen.

D. Das EKG zeigt oft infarktähnliche Veränderungen einschließlich ST-Streckenhebungen.

E. Wichtige Differenzialdiagnosen sind die dilatative Kardiomyopathie und ein akuter Myokardinfarkt.

31. **Typische Symptome** einer Karotisstenose sind:

A. Zerebraler Insult

B. Sprach-, Schluck und Hörstörungen

C. Durstgefühl

D. Myopie

E. Sehfeldausfälle

32. Folgende Aussagen sind **richtig**:

A. Bei der Aortenklappenstenose ist ein raues, spindelförmiges (crescendo-descresendo) Systolikum im 2. ICR links auszukultieren.

B. Bei der Mitralklappenstenose kommt es zu niederfrequenten Descresendo-Systolikum.

C. Ein niederfrequentes Diastolikum im 4. ICR rechts ist typisch für eine Trikuspidalklappenstenose.

D. Differenzialdiagnosen für eine Trikuspidalklappenstenose sind Myxome und Thromben im rechten Atrium.

E. Bei der Aortenklappenstenose besteht ein Pulsus tardus und parvus.

33. Welche Aussage/n zur Symptomlast geriatrischer Patienten **ist/sind richtig?**
    A. Geriatrische Patienten präsentieren immer besonders viele Symptome einer Erkrankung.
    B. Für geriatrische Patienten stehen meist die krankheitsassoziierten Einschränkungen von Selbsthilfefähigkeit und Eigenmobilität im Vordergrund.
    C. Geriatrische Patienten geben oft trotz ausgeprägter Erkrankung nur wenig Symptome an (Oligosymptomatik).
    D. Die Anamnese geriatrischer Patienten sollte überwiegend mit geschlossenen Fragen erfolgen (Antwort mit ja oder nein), da sie sonst zur endlosen Schilderung von Beschwerden ermutigt werden.
    E. Wenn geriatrische Patienten zu bestimmten Organsystemen keine Beschwerden angeben sollte man auf die körperliche Untersuchung dieser Organsysteme verzichten, um die Patienten nicht zu verwirren.

34. Welche Aussage zur Aortenstenose im Alter ist **richtig?**
    A. Eine hochgradige Aortenstenose führt auch im hohen Alter eigentlich immer zu typischen Belastungsbeschwerden.
    B. Die systolischen Strömungsgeräusche lassen sich im Alter meist nicht auskultieren, weil die Patienten zur Auskultation der Karotiden nicht die Luft auf Kommando anhalten können.
    C. Die typischen Auskultationsbefunde einer hochgradigen Aortenstenose unterscheiden sich bei älteren Patienten nicht wesentlich von denen bei jüngeren Patienten.
    D. Bei geriatrischen Patienten sind die Auskultationsbefunde durch Sklerosierungen ohne Stenose nicht zu unterscheiden von denen bei hochgradiger Aortenklappenstenose.
    E. Bei einer hochgradigen Aortenklappenstenose im hohen Alter ist der 2. Herzton meistens besonders laut zu auskultieren.

35. Welche Aussage zur Obstipation im Alter ist **falsch?**
    A. Im hohen Alter können Durchfälle Hinweise auf eine Obstipation sein.
    B. Die wichtigste Untersuchung zur Bestätigung des V. a. eine Obstipation im Alter ist das Röntgen des Abdomens.
    C. Wenn im Alter Laxantien erforderlich sind, sollten möglichst osmotisch wirkende Präparate gegeben werden.
    D. Auch bei niedrigdosierter Opioidtherapie sollte im Regelfall eine begleitende Gabe osmotischer Laxantien erfolgen.
    E. Eine anhaltende Obstipation z. B. unter neu begonnener Opioidmedikation kann im Alter zu erheblicher Obstipation bis zu einem paralytischen (Sub-)Ileus führen.

36. Welche Aussage zu Pneumonien im Alter ist **falsch?**
    A. Im Alter bleiben Aspirationen als Ursache von Pneumonien oft unerkannt.
    B. Pneumonien im Alter gehen überwiegend mit besonders ausgeprägten Auskultationsbefunden einher.

C. Eine deutliche Veränderung der Stimmlage („belegte Stimme") nach dem Schlucken weist auf Penetration von Nahrung oder Flüssigkeit mit Stimmlippenkontakt hin.

D. Auch ältere Patienten mit kognitiven Störungen können einfache Maßnahmen zur Aspirationsvermeidung wie Nachschlucken oder Schlucken mit vorgebeugtem Kopf erlernen.

E. Bei Pneumonien im Alter können die typischen Auskultationsbefunde durch Minderbelüftung fehlen.

5.2 MC-Antworten

1. **D ist richtig.** Ein leiser und gedämpfter Klopfschall kann z. B. bei vermehrter Flüssigkeitsansammlung im Rahmen der Aszites oder eines Pleuraergusses auftreten. Damit deutet diese Schallqualität nicht auf einen luftgefüllten Raum hin (A). Ein tympanischer Klopfschall (B) ist ein hohler, klingender Ton bei mit Luft gefüllten Organräumen wie z. B. einer luftgefüllten Darmschlinge. Der sonore Klopfschall (C) ist ein hohler Ton bei größeren luftgefüllten Räumen wie etwa der Lunge und nicht gedämpft. Hypersonor und tympanisch (E) beschreiben unterschiedliche Schallqualitäten.

2. **B ist falsch.** Klappen- und Septumsdefekte führen nicht zu Herztönen (diese sind Physiologisch), sondern zu Herzgeräuschen.

3. **A ist richtig.** Die typische Form des Monoschlauches ist die Y-Form (B). Doppelschlauch-Stethoskope besitzen zwei parallel verlaufende Einzelschläuche (C). Der Dual-Lumen-Schlauch ist eine neue Variante des Doppelschlauchs (D). Die Trichterseite eignet sich für das Abhören von tiefen Frequenzen (Kardiologie) (E).

4. **E ist falsch.** Die Mitralklappe wird im 5. ICR links auskultiert.

> **Merke: Anton Pullmann trinkt Bier um 22:45 und Erbricht um 3:00.**

5. **B ist falsch.** Die Auskultation der Lunge erfolgt beim sitzenden Patienten am Rücken. Wenn der Patient nicht mobilisiert werden kann, erfolgt die Auskultation hilfsweise in der Seitenlage.

6. **C ist richtig.** Bei der absoluten Herzdämpfung (A) befindet sich kein Lungengewebe zwischen dem Herzen und der Perkussionsstelle. Sobald sich Lungengewebe zwischen dem Herzen und der Perkussionsstelle befindet, wird der Perkussionston heller und es handelt sich um eine relative Herzdämpfung (B). Für eine Atemruhelage (D) wird der Patient gebeten, am Ende der Exspirationsphase den Atem anzuhalten. Um Artefakte durch Kleiderrascheln etc. zu verhindern, sollte möglichst direkt auf der Haut auskultiert werden (E).

7. **B ist falsch.** Wie in C beschrieben ist die Linksseitenlage die richtige.

8. **C ist falsch.** Das zentrale Atemgeräusch wird auch Bronchialatmen genannt.

9. **C, D sind richtig.** Ein leiseres Atemgeräusch entsteht bei Hypoventilation (A). Die Schallleitung wird vor allem durch den Luftanteil in den schallleitenden Strukturen beeinflusst (B) und ist in soliden Strukturen deutlich besser (C). Das periphere Atemgeräusch entsteht nicht in den Alveolen (E), sondern ebenfalls durch die

zentralen Regionen, hört sich aber aufgrund der Schallleitung durch luftgefülltes Gewebe mit Verlust besonders der höheren Frequenzen anders an.

10. **A ist richtig.** Bei einer verstärkten Schallleitung (B) durch eine pulmonale Infiltration ist die Zahl auf der erkrankten Seite besser zu verstehen als auf der gesunden Seite. Bei verminderter Schallleitung (C) ist die Zahl über der betroffenen Lungenpartie kaum hörbar. Man platziert für den Stimmfremitus die Handkante auf den Thorax oder beide Hände seitlich auf den Brustkorb (D). Bei erhöhter Schallleitung der Lungen (E) ist der Stimmfremitus besser fühlbar.

11. **E ist falsch.** Sklerophonie und Rasselgeräusche zählen zu den diskontinuierlichen Atemnebengeräuschen.

12. **C ist richtig.** Brummen (A) ist ein niederfrequentes Strömungsgeräusch, das vor allem während der Exspiration auftritt. Pfeifen (B) entsteht durch Verengung der Atemwege mit beschleunigtem Fluss bei ausgeprägten Turbulenzen. Pleurareiben (D) entsteht dann, wenn die beiden Pleurablätter nicht mehr problemlos aneinander vorbeigleiten, sondern wenn z. B. im Rahmen einer Entzündung Verklebungen entstehen, die zu Reibegeräuschen zwischen den beiden Pleurablättern führen. Bei einer Pleuritis sicca (E) ist das Reibegeräusch besonders ausgeprägt und erinnert an das Geräusch von sich aneinander reibenden Leder (sog. „Lederknarren").

13. **C ist richtig.** Die Pneumonie führt zu einer Reduktion des Luftgehalts im betreffenden Lungenabschnitt sowie zu einer Infiltration des Gewebes, daher ist der Klopfschall meist hyposonor bis völlig gedämpft (A). Typisch sind feinblasige, klingende (feuchte) Rasselgeräusche (B). Die Bronchophonie ist durch Vermehrung des Lungengewebes verstärkt (D). Bei einer Pneumonie kommt es meist im Rahmen der Entzündung zu einer Verdichtung (Infiltration) des Lungengewebes Durch die verstärkte Schallleitung ist dabei auch der Stimmfremitus €, also die Übertagung der tiefen Frequenzen, verstärkt.

14. **E ist falsch.** Der Stimmfremitus ist an der betroffenen Seite aufgrund der Impedanz der Flüssigkeitsansammlung abgeschwächt.

15. **B und C sind falsch.** In der Auskultation ist ein verlängertes Exspirium zu hören, welches von Pfeifgeräuschen sowie Giemen und Brummen begleitet wird.

16. **C ist richtig.** Das Asthma bronchiale verläuft schubweise (A) und zeigt Symptome, die sich wieder zurückentwickeln (B). Bei der Auskultation der Lunge sind exspiratorische Atemnebengeräusche (Giemen, Pfeifen und/oder Brummen) zu hören (D). Vor allem das Giemen kann dabei vorherrschendes Geräuschphänomen sein (E).

17. **C ist falsch.** Einseitig ist ein hypersonorer Klopfschall vorhanden auf der Seite mit dem kollabierten Lungenflügel („Schachtelton"). Die Brustwandschwingungen werden nicht mehr durch die anliegende Lunge gedämpft.

18. **A ist falsch.** Eine giemende Bronchitis bei Kleinkindern ist vorwiegend durch die anatomische Enge der kindlichen Atemwege bedingt und kein Hinweis auf die Entwicklung eines späteren Asthmas.

19. **C ist richtig.** Neben z. B. einem Bridenileus sowie eine schwere Koprostase ist ein stenosierender kolorektaler Tumor eine typische Ursache des mechanischen Ileus beim älteren Patienten. Der paralytische Ileus zeichnet sich durch ein „stilles Abdomen" aus (A). Die Pankreatitis ist eine typische Ursache eines paralytischen Ileus (B). Sowohl bei mechanischen als auch beim paralytischen Ileus dient eine Magenentlastungssonde dem Aspirationsschutz und auch zur Entlastung des

erhöhten intraabdominellen Drucks (D). Die Verdachtsdiagnose des Ileus ergibt sich aus der Anamnese und der körperlichen Untersuchung. Bestätigt wird sie durch eines oder mehrerer bildgebender Verfahren wie Sonographie, Röntgen oder auch Computertomographie. Bestimmte Laborwerte sind hierzu nicht erforderlich, lediglich zur differentialdiagnostischen Abgrenzung (E).

20. **D ist falsch**. Eine Kolondivertikulose äußert sich im Blutungsereignis fast immer als akute Hämatochezie. Akute gastrointestinale Blutungen sind beim jungen oder jugendlichen Patienten selten, die klinisch starken Blutungen sind dann häufig Meckeldivertikel (A). Die Gabe von Terlipressin oder auch Octreotid als Kurzinfusion bringt meist die Ösophagusvarizenblutung durch Drucksenkung im portalen Kreislauf kurzzeitig zum Stehen, sodass die Notfallgastroskopie durch bessere Übersicht erfolgreicher durchgeführt werden kann (B). Tatsächlich wird häufig eine Miserere (Erbrechen von reichlich Dünndarminhalt mit tiefbrauner Farbe) mit einer Hämatemesis verwechselt und somit der Patient trotz Ileus einer Notfallgastroskopie zugeführt (C). Angiodysplasien sind im Alter häufiger und im Gastrointestinaltrakt gleich verteilt. Das Zusammentreffen von Angiodysplasien und Aortenstenose wird als Heyde-Syndrom bezeichnet.

21. **C ist richtig**. Die gesteigerte Peristaltik beim mechanischen Ileus wird sich ohne Behandlung im Laufe von Stunden bis Tagen zum paralytischen Ileus wandeln. Die ersten Symptome der akuten Appendizitis sind häufig viszerale Schmerzen periumbilikal oder epigastrisch (A). Die Peritonitis von unterschiedlicher Genese zeigt typischerweise konstante, starke Schmerzen, jedoch von kolikartigem Charakter (B). Zur Untersuchung des Abdomens ist eine flache, entspannte Rückenlage zur Inspektion des gesamten Bauchbereichs inkl. Inguinalregion empfehlenswert (D). Der Gummibauch ist als Symptomkombination einer bedeutenden retroperitonealen Schwellung und Meteorismus des paralytischen Kolons Ausdruck einer eher schweren Pankreatitis.

22. **E ist richtig**. Die symptomatische Cholelithiasis, also sowohl die Cholezystolithiasis als auch die Choledocholithiasis, beinhaltet verschiedene Krankheitsbilder: „rezidivierende Koliken" oder „passagere Entfärbungen des Stuhls" wie bei Steinpassagen durch den Ductus choledochus oder „Peritonismus im rechten Oberbauch" bei der akuten Cholezystitis, entsprechend dem Murphyzeichen. Eine Dysphagie oder Gewichtsabnahme sind keine typischen Symptome der Cholelithiasis (A). Größere Gallensteine machen häufiger Koliken. Wenn sie im Infundibulum inkarzerieren, dann entstehend typischerweise ein Hydrops sowie eine Cholezystitis bis hin zur Perforation. Die kleineren Konkremente führen wiederum häufiger zu Steinpassagen mit Pankreatitiden unterschiedlichem Schweregrades oder eine fieberhafte Cholangitis mit Sepsis. Tendentiell sind kleinere Steine bis hin zur Mikrolithiasis komplikativer (B). Der Ausschluss einer Choledocholithiasis gelingt am besten mit der Endosonographie. Sowohl CT als auch MRT sind in der Beurteilung der Choledocholithiasis, insbesondere präpapillär, der Endosonographie unterlegen (C). Der Zeitpunkt der Cholezystektomie bei der akuten Cholezystitis sollte innerhalb von 5 Tagen nach Symptombeginn erfolgen. Im Zeitraum 5 Tage bis ca. 4 Wochen nach Beginn der Symptome ist die Konversionsrate von der Laparoskopie zur Laparotomie häufiger.

23. **B und C sind falsch.** Der 2. Herzton ist der Klappenschlusston (B), das Punctum maximum des 3. Herztones liegt über der Herzspitze (C).

24. **A, C und E sind richtig.** B: Das Herzschirren ist am besten mit der Handinnenfläche zu tasten (B). Bei der Aortenklappeninsuffizienz kommt es üblicherweise nicht zu einem Herzschwirren (D).

25. **A und B sind falsch.** Die HOCM ist eine der Hauptdifferenzialdiagnosen der Aortenklappenstenose (A). Die Aortenklappenstenose ist im 2. ICR rechts auszukultieren (B).

26. **B und D sind richtig.** Bei der Mitralklappeninsuffizienz ist ein hochfrequentes bandförmiges Systolikum auszukultieren (A). Der Herzspitzenstoss ist nach links kaudal verlagert (C). Bei der Mitralklappeninsuffizienz besteht kein Zusammenhang zwischen der Lautstärke des Geräusches und der Insuffizienz.

27. **B und D sind richtig.** Je nach Ausmaß des Ventrikelseptumdefektes zeigt sich die Klinik des Patienten (A). Es kommt zu einer Volumenbelastung des rechten Ventrikels (C). Vom Holosystolikum des Ventrikelseptumdefektes ist die Aortenklappenstenose abzugrenzen. Die Aortenklappeninsuffizienz zeigt ein hauchendes hochfrequentes diastolisches Decrescendogeräusch (also leiser werdendes) mit Punctum maximum im 2–3. ICR rechts parasternal (E).

28. **A, B, C und E sind richtig.** Die Aortenklappeninsuffizienz ist am besten beim sitzenden Patienten mit leicht nach vorn gebeugtem Oberkörper auszukultieren (D).

29. **B, C und E sind richtig.** Frauen sind von der Mitralklappenstenose häufiger betroffen als Männer (A). Das Graham-Steell-Geräusch ist als Zeichen einer pulmonalen Hypertonie bei relativer Pulmonalklappenstenose als Descresendo-Diastolikum zu hören und nicht grundsätzlich bei jeder Mitralklappenstenose (D).

30. **B, C, D und E sind richtig.** Bei einer Myokarditis mit Perikarditis kann es zu typischen Reibegeräuschen des Herzen kommen. Man bezeichnet diese Reibegeräusche auch als herzschlagsynchrones Lederknarren oder vergleicht es mit Tritten auf frisch gefallenem Schnee (A).

31. **A, B und E sind richtig.** C und D haben nichts mit einer Karotisstenose zu tun.

32. **A, C, D und E sind richtig.** Bei der Mitralklappenstenose kommt es zu einem niederfrequenten descrescendo Diastolikum (B).

33. **B und C sind richtig.** Im hohen Alter werden körperliche Beschwerden oft als altersbedingt akzeptiert und durch Vermeidung von Anforderungen oder durch Inanspruchnahme von Unterstützung ausgeglichen, auch deshalb sollte immer eine orientierende Untersuchung aller Organsysteme erfolgen. Einschränkungen von Selbsthilfefähigkeit und Eigenmobilität sind oft entscheidend für den Erhalt der bisherigen Selbstständigkeit und stehen für die Patienten (und Angehörigen) deshalb meist im Vordergrund. Die Anamnese dienst als erster ärztlicher Kontakt nicht nur der Informationssammlung, sondern gestaltet die therapeutische Arzt-Patienten-Beziehung. Das Gefühl, in der aktuellen Symptomatik verstanden worden zu sein, ist für viele Patienten eine erhebliche Entlastung.

34. **C ist richtig.** Die typischen Auskultationsbefunde einer hochgradigen Aortenstenose unterscheiden sich bei älteren Patienten nicht wesentlich von denen bei jüngeren Patienten und können meist als Fortleitung über allen großen Arterien auskultiert werden. Die im Alter sehr häufigen Strömungsgeräusche bei

Aortenklappensklerosierungen ohne Stenose sind typischerweise frühsystolisch bei erhaltenem zweiten Herzton und lassen dadurch von denen bei hochgradiger Aortenstenose unterscheiden, bei der typischerweise auch kein zweiter Herzton mehr auskultiert werden kann.

35. **B ist falsch**. Insbesondere bei allen Auffälligkeiten im Zusammenhang mit dem Stuhlgang ist die rektale Untersuchung die erste und wichtigste diagnostische Maßnahme.

36. **B ist falsch**: Durch die Retention von Bronchialsekret kann es zur Minderbelüftung einzelner Lungenabschnitte kommen, die typischen Auskultationsbefunde einer Pneumonie sind dann erst bei Wiederbelüftung zu hören, z. B. wenn durch Umlagerung oder atemtherapeutische Maßnahmen Sekret mobilisiert wird.

Serviceteil

Stichwortverzeichnis

Stichwortverzeichnis